中药现代化研究系列

# 珍珠母蛋白N16抗骨质疏松的研究

苏薇薇　李沛波　马结仪　徐祯彦　林嘉碧
王永刚　刘玉铃　吴　灏　彭　维　姚宏亮　著

中山大学出版社
·广州·

版权所有　翻印必究

图书在版编目（CIP）数据

珍珠母蛋白 N16 抗骨质疏松的研究/苏薇薇，李沛波，马结仪，徐祯彦，林嘉碧，王永刚，刘玉铃，吴灏，彭维，姚宏亮著．—广州：中山大学出版社，2021.5
（中药现代化研究系列）
ISBN 978 - 7 - 306 - 07190 - 3

Ⅰ.①珍… Ⅱ.①苏…②李…③马…④徐…⑤林…⑥王…⑦刘…⑧吴…⑨彭…⑩姚… Ⅲ.①珍珠母—蛋白质—应用—骨质疏松—药物—研究 Ⅳ.①R287

中国版本图书馆 CIP 数据核字（2021）第 069816 号

| 出 版 人：王天琪 |
| 策划编辑：曾育林 |
| 责任编辑：曾育林 |
| 封面设计：刘 犇 |
| 责任校对：梁嘉璐 |
| 责任技编：何雅涛 |
| 出版发行：中山大学出版社 |
| 电　　话：编辑部 020 - 84113349，84110776，84111997，84110779，84110283 |
| 　　　　　发行部 020 - 84111998，84111981，84111160 |
| 地　　址：广州市新港西路 135 号 |
| 邮　　编：510275　　传　真：020 - 84036565 |
| 网　　址：http：//www.zsup.com.cn　E-mail：zdcbs@ mail.sysu.edu.cn |
| 印 刷 者：广州市友盛彩印有限公司 |
| 规　　格：787mm×1092mm　1/16　10.75 印张　266 千字 |
| 版次印次：2021 年 5 月第 1 版　2021 年 5 月第 1 次印刷 |
| 定　　价：56.00 元 |

如发现本书因印装质量影响阅读，请与出版社发行部联系调换

## 内 容 提 要

　　本书呈现在大家面前的，是中山大学苏薇薇教授团队的原创性研究成果。本书对珍珠母蛋白 N16 进行了系统研究。全书分三章：第一章，建立了以 DEAE 阴离子交换柱层析结合凝胶排阻层析法纯化 N16 蛋白的方法；研究了 N16 蛋白对破骨细胞增殖和破骨分化进程的影响；研究了 N16 蛋白对成骨细胞的增殖和成骨分化进程的影响。第二章，建立了 BL21（DE3）plysE-pET32a-N16 表达体系，并将表达体系放大至 20 L 的发酵中试水平，适用于 N16 蛋白的工业化生产；评价了 N16 蛋白对破骨细胞破骨功能的影响；在整体动物模型上评价了 N16 蛋白的抗骨质疏松药理活性，并阐明了其促进成骨和抑制破骨的双向调节作用。第三章，选用斑马鱼作为动物模型，在整体动物模型上进行 N16 蛋白抗骨质疏松的药效评价和机制研究；选用 UMR–106 细胞系作为模型，探讨 N16 蛋白对于成骨细胞调控破骨细胞的核心因素 RANKL/OPG 的调控；研究了 N16 蛋白的靶点和抑制破骨分化的具体分子机制。

## 《珍珠母蛋白 N16 抗骨质疏松的研究》 著者

苏薇薇　李沛波　马结仪　徐祯彦　林嘉碧
王永刚　刘玉铃　吴　灏　彭　维　姚宏亮

# 目 录

**第一章 珍珠母蛋白 N16 的制备及其对破骨/成骨细胞分化作用的研究** …………… 1
    第一节 引言 …………………………………………………………………… 3
    第二节 珍珠母蛋白 N16 的表达及纯化 …………………………………… 11
    第三节 N16 对 RANKL 诱导前体破骨细胞 RAW 264.7 分化的影响研究 …… 15
    第四节 N16 对前体成骨细胞 MC3T3-E1 细胞分化的影响研究 ………… 25
    第五节 本章总结 …………………………………………………………… 32
    参考文献 ……………………………………………………………………… 33

**第二章 N16 蛋白发酵表达体系的构建及抗骨质疏松活性研究** ………………… 41
    第一节 引言 …………………………………………………………………… 43
    第二节 N16 蛋白新生物工程制备工艺的构建 …………………………… 44
    第三节 N16 蛋白的抗骨质疏松活性研究 ………………………………… 83
    第四节 本章总结 …………………………………………………………… 100
    参考文献 ……………………………………………………………………… 102

**第三章 基于 RANKL/OPG/RANK 信号通路的 N16 蛋白抗骨质疏松作用机制研究** …………………………………………………………………………… 105
    第一节 引言 …………………………………………………………………… 107
    第二节 N16 蛋白抑制泼尼松龙致斑马鱼骨质疏松的药理作用及机制研究 …………………………………………………………………… 111
    第三节 N16 蛋白对 UMR-106 细胞的 RANKL/OPG 比例的调节及机制研究 …………………………………………………………………… 128
    第四节 N16 蛋白抑制破骨细胞的分化及溶骨功能的机制研究 ………… 135
    第五节 本章总结 …………………………………………………………… 154
    参考文献 ……………………………………………………………………… 156

# 第一章 珍珠母蛋白N16的制备及其对破骨/成骨细胞分化作用的研究

## 第一节 引 言

### 一、骨质疏松症的现状

骨质疏松症是指以低骨量及组织微结构退行病变为特征、骨强度降低和骨折危险度升高的一种全身骨代谢障碍的疾病。根据不同的发病原因，可以把骨质疏松症分为以下三类：①原发性骨质疏松症，如绝经后骨质疏松、老年性骨质疏松等；②继发性骨质疏松症，如糖尿病性骨质疏松症、甲亢性骨质疏松症等；③原因不明特发性骨质疏松症，如遗传性骨质疏松症。

骨质疏松症是中老年人群常见的疾病之一，可引起患者驼背、骨折、疼痛等，严重影响患者的生活质量。国际骨质疏松基金会的统计数据显示，目前全球大约有33.33%的年龄高于50岁的女性和20%的年龄高于50岁的男性受到骨质疏松症的威胁。其中，我国骨质疏松症患者至少有7000万人；骨量低于正常标准、存在罹患骨质疏松风险的人数达到2.1亿；50岁以上人群中，骨质疏松症总患病率达到15.7%，且该比例正随着人口寿命的延长而逐步增加。在我国，骨质疏松是引起中老年人骨折的主要原因，高达70%~80%的中老年人骨折是由骨质疏松症引起的，其中最常见的是椎体骨折[1]。由于我国人群对骨质疏松症的认识及重视程度不足，许多该病患者未能及时得到诊治。骨质疏松症早期没有明显的外在症状，待到患者发现时，往往病情已进入中晚期，堪称无声无息的"流行病"。随着全球人口的增加和平均寿命的提高，骨质疏松症的威胁将越来越大，将会给社会医疗系统带来沉重的负担。

### 二、抗骨质疏松药物研究概况

随着现代研究对骨质疏松症认识的逐渐深入，骨质疏松症逐渐成为社会大众关心的焦点。患者除了通过调整饮食和运动习惯，还可以通过药物治疗控制病情，减缓骨量流失，降低骨折风险。由于骨质疏松是一种长期疾病，因此需要患者坚持治疗方可取得疗效。目前，治疗骨质疏松症的药物主要分为骨吸收抑制剂和骨形成促进剂两大类。骨吸收抑制剂的作用对象是破骨细胞，通过抑制破骨细胞的分化、成熟或破坏破骨细胞的功能，减少骨组织的溶解。骨形成促进剂主要作用于成骨细胞，通过促进成骨细胞的分化、增强成骨细胞的成骨功能，促进骨质形成。

**1. 骨吸收抑制剂药物**

骨吸收抑制剂药物有选择性雌激素受体调节剂（如他莫昔芬、雷洛昔芬等）[2]和二磷酸盐如（阿仑膦酸钠、唑来膦酸钠等）[3]。

雌激素是早期治疗绝经性骨质疏松的首选治疗方法，可降低绝经后妇女骨质疏松患者骨折发生率约24%。然而，长期使用该疗法，会导致乳腺癌、子宫内膜癌、心血管疾病、肾石病的发生率增高[4-5]。因此，欧洲与国际绝经学会、北美妇科学会已提出不主张将雌激素作为绝经后妇女防治骨质疏松症的首选药物。

作为雌激素替代药物，选择性雌激素受体调节剂的应用是近年来治疗绝经后骨质疏松的一个重要成就，主要代表药物有他莫昔芬、雷洛昔芬[2,6]。该类药物通过与雌激素受体结合，在骨组织中表现为激动剂，而在另一些组织（如乳腺组织）表现为拮抗剂，能预防早期绝经后的骨丢失，减少老年绝经后妇女的脊椎骨折，与雌激素相比，可明显降低心血管病或乳腺癌的发生率。但该类药物可增高静脉血栓形成的发生率，因此不适合患有血栓疾病的患者使用。

二磷酸盐[3]是一类对羟基磷灰石晶体有高度亲和力的人工化合物，可专一性作用于骨组织，代表药物有阿仑磷酸钠、利塞膦酸钠、依替磷酸二钠、帕米膦酸二钠、唑来膦酸钠、伊班膦酸钠等。二磷酸盐作用机理如下：被破骨细胞吞噬后，引起破骨细胞凋亡[7]；阻遏破骨细胞GTPase蛋白信号通路，从而抑制破骨细胞活性[8-9]。然而，大多数患者对二磷酸盐的耐受性差，吸收极差并刺激食管，会引起胃肠不适，骨骼、肌肉和关节疼痛等。近年来研究发现，二磷酸盐对食道、消化道的刺激较大，不适用于患有消化道疾病的人群；可能导致极其严重的颌骨坏死[10-11]，使用时需要随时注意患者服药后的反应。

降钙素是一个由32个氨基酸组成的多肽，属于甲状腺激素类药物，可抑制骨吸收，降低血钙，维持或短期增加骨小梁密度，降低患者骨折率。在正常速率或高速率骨重建时，降钙素能直接抑制破骨细胞褶缘的形成[12-13]，抑制破骨细胞的分泌能力（包括破骨细胞标志性酶TRAP），降低破骨细胞分泌$H^+$的能力[14-15]。已有研究证明，降钙素会使破骨细胞表面降钙素受体表达减弱[6]。因此，长期使用会导致治疗效果减弱。有研究显示，降钙素不能阻止早期绝经引起的骨量丢失，一般建议绝经5年以上的骨质疏松患者使用[16]。另外，用于制药的降钙素大多是人工合成的，价格昂贵，未能普及患者。服用降钙素的常见不良反应有恶心、呕吐、头晕、轻度的面部潮红伴发热感。降钙素有可能导致过敏反应，使用前需做皮肤试验。长期使用降钙素有可能会导致甲状旁腺功能亢进。

新的抗骨质疏松药物狄诺塞麦（denosumab），是一种高亲和力的RANKL（receptor activator of nuclear factor kappa-B ligand）单克隆抗体，它可特异性结合RANKL，阻断破骨细胞的成熟过程，从而降低骨吸收[17-18]。狄诺塞麦的作用靶点

RANKL 在人体免疫系统中有重要的作用，因此狄诺塞麦可能对人体免疫系统有多方面的负面影响。此外，狄诺塞麦的副作用还包括泌尿系统疾病，皮肤感染，关节痛和腰背、四肢、肌肉痛等。

目前，在研的新型骨吸收抑制剂还有奥当卡替（odanacatib），一种创新高选择性组织蛋白酶 K 抑制剂，可抑制破骨细胞水解胶原蛋白的活性；Saracatinib，一种 c-Src 激酶的抑制剂，可抑制破骨细胞的活性。

### 2. 骨形成促进剂药物

单纯的骨吸收抑制剂只能减缓骨质流失的速率，在增加骨质方面作用不大。而骨形成促进剂主要作用于成骨细胞，通过促进成骨细胞的分化、增强成骨细胞的成骨功能，促进骨质形成，对于增加骨组织的骨强度和骨密度有重要意义。骨形成促进剂有氟化物特乐定、甲状旁腺激素药物特立帕肽（teriparatide）（PTH 1-34）、PTH（1-84）[20-21]。特立帕肽可以增加患者骨量，降低绝经后骨质疏松症患者脊椎及其他骨骨折的概率[22-23]。FDA 于 2002 年和 2009 年分别批准特立帕肽用于治疗有高骨折风险的男性和绝经后女性骨质疏松症，以及由于长期使用糖皮质激素药物引起的骨质疏松症。PTH（1-84）被欧盟批准用于骨质疏松治疗。

特立帕肽促进骨形成的机制包括抑制成骨细胞凋亡，延长成骨细胞寿命[24]；促进成骨细胞的分化；激活骨组织表面的休眠衬里细胞（来源于成骨细胞），使之成为具备成骨功能的成骨细胞，最终使成骨细胞数量增多，骨量增加[21]。

内源性 PTH 在人体内的作用是促进骨吸收。然而研究表明，低剂量、间歇性给药，PTH 能促进动物骨形成；但是高剂量、连续给药却会加速骨吸收，使骨量迅速丢失。在细胞水平上，低剂量、间歇性给药，PTH 能促进成骨细胞分化成熟；相反，则抑制成骨细胞成熟。此外，不同细胞密度、细胞状态下给药，以及给药时间的长短不同，PTH 也可能出现相反的作用[25-26]。

在小鼠试验中，使用高剂量的 PTH 两年会提高患骨肉瘤的风险[27]。尽管在人体临床试验中并未发现骨肉瘤的案例，但 FDA 仍不建议有罹患骨肉瘤危险或患有除骨质疏松症以外的其他代谢性骨疾病、转移性骨癌、骨恶性肿瘤等患者使用特立帕肽来治疗骨质疏松症。由于动物实验中发现了骨肉瘤个案（彼时，人体长期试验刚进行了两年左右），人体长期试验被迫中止。故长期使用特立帕肽的安全性及疗效还没有得到确认，对男性骨质疏松症患者骨折概率的影响还没有研究。因此，使用 PTH 治疗骨质疏松症需要严格地控制给药剂量以及用药时间的长短。FDA 建议患者一生中使用此药不应超过两年。

### 3. 双向调节骨重建平衡的抗骨质疏松药物

雷奈酸锶[28]属于新型的抗骨质疏松药物，既能作用于成骨细胞，促进骨形成，又能抑制破骨细胞的骨吸收能力，调节骨重建平衡，与单一的骨吸收抑制剂或骨形成促进剂相比具有显著的优势。目前,具有双向调节骨重建平衡的抗骨质疏松药物只有雷奈酸锶一种可供患者选择,无法满足不同患者的需求。

## 三、国内外珍珠母蛋白的研究概况

### 1. 珍珠母蛋白及其在贝壳形成中的作用研究

蚌科、珍珠贝科或牡蛎科等动物的贝壳内层,又称为珍珠层或者珍珠母,是我国的传统中药。珍珠母主要由碳酸钙的文石晶体构成,文石晶体之间存在着少量有机质,包括蛋白质和多糖类成分,占贝壳质量的1%~5%[29-30]。其中,蛋白质成分由珍珠母表面的一层套膜分泌,统称珍珠母蛋白。

珍珠母蛋白分为可溶性蛋白和不可溶性蛋白,对珍珠母的形成起到主要作用。马氏珠母贝(Pinctuda fucata)、大珠母贝(Pinctada maxima)、绿唇鲍(Haliotis leavigata)、红鲍(Haliotis rufescens)等软体动物是较常见的珍珠母蛋白研究对象。迄今为止,研究人员已发现了多种珍珠母蛋白,包括MSI60、MSI31[31]、Pearlin[32]、N16[33]、Prismalin-14[34]、MSI7[35]、N66和N14[36]、Pif 80和Pif 97[37]等。

研究认为,珍珠母蛋白能影响碳酸钙结晶的数目、大小和形状,从而调控贝壳的形成。MSI7[35]、N66和N14[36]与珍珠母不溶性基质共同存在时能诱导与珍珠母相似的文石结晶的形成。珍珠母蛋白中的天冬氨酸(aspartic acid,Asp)对碳酸钙结晶多样性起着重要的作用[38-40]。

清华大学张荣庆教授团队从珍珠贝中获得了新型的G蛋白α、β亚基,类钙调蛋白,钙网织蛋白,等等[41-45],并进一步通过原位杂交实验、RT-PCR分析不同组织中目标蛋白的表达差异等实验,研究珍珠母蛋白在珍珠贝生物矿化中的作用及机制。

### 2. 珍珠母蛋白对骨组织的影响研究

(1)珍珠母在骨组织替代材料中的应用研究。珍珠母的形成和人体成骨过程的原理相近,都涉及钙盐沉积。研究人员尝试将珍珠母植入动物体内骨损伤部位,研究珍珠母在骨组织替代材料中的应用。E. Lopze等人将大珠母贝珍珠母粉作为填充材料用于脊柱损伤的绵羊脊柱修复,观察到珍珠母粉缓慢溶解,12周后能看到珍珠母粉周围形成了新的骨小梁,说明珍珠母粉能刺激骨损伤部位产生新生骨和新生骨细胞,促进骨组织的损伤修复[46]。珍珠层/聚乳酸重组人工骨能促进成年新西兰兔的桡骨损伤修复,具有良好的生物相容性和骨传导能力,并能在生物体内自然降解[47]。此外,珍珠母具有促进成骨的作用。珍珠母填充到人体缺陷的牙槽骨中6个月后,珍珠母逐渐溶解并和发育不成熟的骨组织结合,诱导骨组织成熟[48]。

成骨细胞能识别珍珠母,与珍珠母相连产生新的骨基质,促进骨形成[49-50]。

Y. W. Kim 等人用 Zeta 电位测量法研究珍珠母与骨组织形成的界面结构，发现珍珠母中的蛋白成分对该结构中 Zeta 电位和表面电荷量有重要调控作用[51]。上述研究表明，珍珠母蛋白是珍珠母中与骨组织发生相互作用、促进骨形成的有效成分。

（2）珍珠母蛋白对骨形成的作用研究。由于珍珠母在骨组织损伤修复中体现了良好的生物相容性和促进骨形成能力，研究人员对珍珠母蛋白在骨组织代谢方面是否有作用产生了浓厚的兴趣，并展开了广泛的研究。

研究发现，马氏珠母贝珍珠母可溶性蛋白能明显降低去卵巢大鼠尿肌酐、尿钙、尿羟脯氨酸水平，显著提高股骨骨密度，提示其具有抗骨质疏松症的作用[52]。E. Lopze 的研究团队在大珠母贝珍珠母水溶性蛋白的促骨形成研究方面做了相当多的工作。他们发现，珍珠母的水溶性蛋白，可提高新生鼠颅骨的原代培养细胞和 MRC-5（人类胎儿成纤维细胞系）细胞的碱性磷酸酶 ALP 活性[53-54]，刺激 MC3T3-E1 细胞的成骨分化和矿化结节，并且促进骨形成作用比地塞米松更强[55-56]。上述结果与马氏珠母贝珍珠母蛋白促进 MC3T3-E1 细胞和骨髓基质干细胞成骨分化的结果相一致[57]；也证明了珍珠母水溶性蛋白能促进骨髓基质细胞的成骨分化进程，具有一定的诱导成骨作用[58-59]。

有关珍珠母蛋白对骨形成影响的研究，大多是把珍珠母蛋白混合体作为研究对象，虽然已证明珍珠母蛋白具促进成骨作用，但珍珠母中每种蛋白各自的生理功能仍未清楚。张荣庆等将珍珠母蛋白中的 PFMG3 基因克隆表达得到单一 PFMG3 蛋白，并发现 PFMG3 蛋白对 MC3T3-E1 细胞具有促进分化作用[60]，提示珍珠母蛋白中的单一蛋白成分也可能发挥促成骨作用。依此推论，珍珠母蛋白中可能存在其他对成骨过程具有促进作用的单一蛋白。这对阐明珍珠母蛋白中各蛋白单体的活性功能具有指导意义。

（3）珍珠母蛋白对骨吸收的作用研究。关于珍珠母蛋白对破骨细胞的作用，目前的研究报道较少。E. Lopze 等人将珍珠母水溶性蛋白作用于由新生新西兰兔子的长骨分离得到的破骨细胞，发现珍珠母水溶性蛋白抑制了破骨细胞的骨吸收能力，但不影响破骨细胞对骨组织的吸附能力或存活率。体外酶活性实验表明，珍珠母水溶性蛋白抑制了组织蛋白酶 Cathepsin K 的活性，从而降低了破骨细胞的骨吸收能力[61]。E. Lopze 的研究表明，珍珠母蛋白中不仅含有促进骨形成的成分，还含有具有抑制骨吸收作用的成分。

### 3. 珍珠母蛋白 N16 的研究

N16 属于珍珠母蛋白，分子量为 16 kDa，富含 Gly、Tyr、Asn、Cys 蛋白，系由 Samata 等人在马氏珠母贝珍珠母不溶于 EDTA 碱性溶液的珍珠母蛋白中发现[33]。荧光原位杂交法观察到 N16 主要在珍珠层套膜中表达，在珍珠囊和套膜边缘亦可发现少量表达的 N16[62]。N16 与 Pearlin[33] 及 N14[37] 是同源蛋白。最新研究显示，N16 的基因具有多样性。在马氏珠母贝中，至少有 2 种 N16 基因，由 4 个外显子和

3个内含子组成[63]。研究认为，N16蛋白中前30个氨基酸和最后30个氨基酸能影响碳酸钙结晶的形态[64-65]。由此推论，N16很有可能能影响生物体内碳酸钙结晶的形成。但是，N16调节碳酸钙结晶的机制尚不清楚，也没有关于N16对骨形成以及骨吸收作用及机制研究的报道。N16在抗骨质疏松方面的活性仍然存在空白，有待研究。

## 四、抗骨质疏松药物研究的细胞学方法和模型

### 1. 骨质疏松症的病因及细胞学研究基础

一般而言，人体的骨量从幼年期到成年期逐渐增加，在30岁左右，个体的骨量达到最高峰；到45岁左右，人体骨量会逐渐下降。年纪越大，骨的密度越低。导致骨质疏松的原因是多方面的，包括个体年龄、性别、营养因素、遗传因素等。研究表明，雌激素水平与骨密度降低有关，而女性因为有明显的更年期，比男性更容易患骨质疏松症；甲亢或糖尿病等患者容易并发骨质疏松症。

骨组织是一个动态结构。在正常成年人体中，骨组织通过不断进行骨重建和更新骨组织来维持骨组织的质量和强韧性。骨重建主要包括骨吸收和骨形成两部分，分别由2种细胞参与，即破骨细胞和成骨细胞。其中，破骨细胞负责进行骨吸收活动，通过不断溶解旧的骨质，使骨质减少；成骨细胞负责进行骨形成，在破骨细胞造成的空位处聚集，分泌骨基质，沉积钙、磷等骨盐，产生新的骨组织。骨重建周期一般为3~4个月，其中，破骨过程约为1个月，而成骨过程约需3个月[66]。在正常成年人体中，骨吸收和骨形成两个过程保持动态平衡。骨质疏松症患者的骨重建速率加快，骨吸收比骨形成速率快，导致骨质流失。骨重建失衡是骨质疏松症发生的根本原因。

因此，药物对骨重建作用的研究主要分为两个方面：一是研究药物对骨形成过程的刺激作用，二是研究药物对骨吸收过程的抑制作用。

### 2. 药物对骨形成作用研究的细胞模型

（1）骨形成的发生机制。在细胞水平上，骨形成是从骨髓间充质干细胞分化开始的。骨髓内的原始间充质干细胞经过分裂增殖、分化等过程，变成前体成骨细胞，然后在一系列分化生长因子（如TGF-b、IGF-Ⅰ、IGF-Ⅱ、FGFs、PDGF等）调控作用下，进一步分化为成熟的成骨细胞。在这个过程中，Runx2诱导骨髓间充质干细胞向骨细胞分化，Sp7和Wnt信号通路最终决定骨细胞分化成为成熟的成骨细胞。成熟的成骨细胞分泌Ⅰ型胶原蛋白、骨钙素、骨桥蛋白等基质，沉积钙、磷等无机盐，产生骨矿化，最终完成骨形成[67]。

（2）骨形成研究的细胞模型。在药物作用骨形成研究过程中，常用的细胞模型

分为两种：一种是骨髓间充质干细胞或骨髓基质细胞，另一种是成骨细胞。

骨髓间充质干细胞是一种多功能干细胞，具有分化成软骨细胞、成纤维细胞、脂肪细胞、成骨细胞、成肌细胞等多种细胞的潜能[68]。在骨髓间充质干细胞的分化过程中，多种细胞因子参与其中，不同的分化条件最终决定了骨髓基质干细胞的分化方向。转录生长因子 TGF-β 家族（包括 BMPs）参与了成骨分化过程，这些因子决定了骨髓间充质干细胞向前体骨生成细胞方向分化[69]。Hedgehog（Hh）家族对骨髓间充质干细胞的成脂分化和成骨分化有影响。研究表明，Hh 家族中的 Shh 阻止哺乳动物骨髓间充质干细胞 C3H10T1/2 向脂肪细胞分化，并使其分化为成骨细胞[70]。骨髓间充质干细胞的研究，除了采用 C3H10T1/2、C2C12 等细胞株以外，还可以通过全骨髓细胞培养法，利用骨髓间充质干细胞与血细胞贴壁特性不同，通过换液、传代等获得纯化的骨髓间充质干细胞；或者利用骨髓间充质干细胞与其他细胞密度不同的特点，离心获取骨髓间充质干细胞。

成骨细胞是骨形成过程中的功能细胞，具有合成碱性磷酸酶 ALP、骨基质 I 型胶原蛋白、骨钙素、骨桥蛋白等，在特定培养条件下能产生钙化等特点[71]。根据其分化阶段，又可以分为前体成骨细胞、活跃期的成骨细胞、休眠期的骨细胞。采用合适的成骨细胞模型可以研究药物对成骨细胞的分化、功能的影响。最常用的研究模型有原代培养成骨细胞模型，用酶消化法从初生大鼠或小鼠的颅骨或长骨中分离到成骨细胞进行培养。该法所得成骨细胞能很好地模拟体内成骨细胞的生物学特性与成骨能力。此外，研究者们已建立了多种成骨细胞株，如前体成骨细胞株 UMR-201、MC3T3-E1，成熟的成骨细胞株 UMR-106、ROS 17/2、AL72 等[72]。可根据研究的需要、不同细胞株的特点选择研究模型。

### 3. 药物对骨吸收作用研究的细胞模型

（1）骨吸收的发生机制。骨吸收是骨重建的一个重要组成部分，由破骨细胞执行。破骨细胞起源于单核巨噬细胞，在由成骨细胞分泌的 RANKL、M-CSF 等因子的刺激下，可分化融合形成多核破骨细胞。在破骨细胞成熟的过程中，RANKL 诱导破骨细胞分化是一条重要的通路。RANKL 与前体破骨细胞膜上的 RANK 结合，上调 TRAF6 的表达，触发 MAPKs、NFκB 和 PI-3K/Akt 细胞信号通路，单核巨噬细胞融合成多核细胞，并高度表达抗酒石酸碱性磷酸酶 TRAP、组织蛋白酶 Cathepsin K、c-Src 等破骨细胞功能相关因子[73]。成熟的破骨细胞是功能性的极性细胞，在胞浆内形成肌动蛋白环（actin ring），具有褶皱。破骨细胞识别骨组织，在破骨细胞与骨组织之间形成一个密闭腔，通过 $H^+$ ATPase、$Cl^-$ 通道在密闭腔形成低 pH 的酸性环境，并在其中分泌多种组织消化酶（如 Cathepsin K），溶蚀骨组织[74]。通过研究药物对破骨细胞的增殖、分化、噬骨活性的作用，可评价药物的抑制骨吸收效果。

（2）破骨细胞模型。获取体外破骨细胞的方法主要有 4 种。第一种，利用破骨细胞与其他骨组织中的细胞贴壁特性、细胞大小等不同的特点直接从骨组织中分离。一般以初生大鼠、兔子、鸡的长骨作为取材材料。破骨细胞高度分化，细胞体积大，脆性大，因此该法所得破骨细胞数量少，活性受损，成功率较低。第二种，从巨细胞瘤中分离的基质细胞具有分化形成破骨细胞的潜力，是培养体外破骨细胞的有效方法[75]。第三种，用1, 25 (OH) 2D3 或 IL-1 等因子诱导含造血干细胞相对较多的骨髓细胞分化得到破骨细胞[76]，或将成骨细胞与造血干细胞共同培养，利用成骨细胞分泌的 RANKL、M-CSF 等因子诱导造血干细胞分化成破骨细胞。然而，该法得到的破骨细胞混有其他细胞，易对后续研究造成干扰。第四种，直接采用 RANKL 刺激单核巨噬细胞 RAW 264.7[77-78]、C7[79] 分化得到破骨细胞。该法获得的破骨细胞活性高，操作简便，是近年来研究破骨细胞分化、骨吸收过程的常用模型。

## 五、本章研究内容概述

N16 是本团队提取的珍珠母蛋白中的主要蛋白成分之一。研究表明，N16 很有可能影响生物体内碳酸钙结晶的形成[64-65]。但是，N16 的结构及它调节碳酸钙结晶的机制尚不清楚，也没有关于 N16 对骨形成的作用研究的报道。我们的目的是研究 N16 的抗骨质疏松活性，为开发新型的抗骨质疏松症药物提供依据。

本章研究的主要内容：

（1）将 N16 蛋白的表达载体 pET3α-N16 导入大肠杆菌中表达。采用 DEAE 阴离子交换柱和凝胶排阻层析技术分离、纯化 N16 蛋白，为后续研究提供高纯度的 N16 蛋白。

（2）通过检测 N16 蛋白对前体破骨细胞 RAW 264.7 的增殖、RANKL 诱导的 RAW 264.7 细胞分化形成的破骨细胞数目、TRAP 活性、肌动蛋白环的形成、破骨细胞分化相关基因的表达水平，研究 N16 蛋白对破骨细胞分化的作用。

（3）通过检测 N16 蛋白对前体成骨细胞 MC3T3-E1 的增殖、成骨分化过程中 ALP 活性、钙盐矿化结节的数目、成骨细胞分化相关基因的表达水平，研究 N16 蛋白对成骨细胞分化的作用。

## 第二节 珍珠母蛋白 N16 的表达及纯化

【实验材料】

(一) 仪器设备

高压灭菌锅（HVE-50）；电热恒温水浴锅（上海一恒科技有限公司 HWS24 型）；恒温摇床（ZHWY-111B）；恒温培养箱（常州诺基仪器有限公司，HPX-9162MBE 电热恒温培养箱）；电子天平（ACCULAB ALC-210.4）；pH 酸度计（上海仪电科学仪器股份有限公司，PHS-3C 型）；超声细胞破碎仪（Sonics VC751）；快速蛋白液相色谱仪（Gelifesciences AKTA）；低压蛋白层析仪（BIO RAD Biologic LP）；超声冷冻离心机（BeckMan OPTIMAL-100XP）；超微量核酸蛋白分析仪（Biotek Epoch）；Amicon Ultra-15 离心超滤管（Millipore UFC908）；一次性无菌过滤器；一次性 5 mL 注射器（北京因特圣）；超低温冰箱（Forma 725-86C ULT Freezer）；磁力搅拌器（德国 IKA RCT Basic）；凝胶电泳设备（Bio-Rad Mini-Protean 3 Cell）；凝胶扫描仪（Gene Genius Bio Imaging System）；pH 酸度计（Sartorius）；凝胶脱色摇床（广州市深华生物技术有限公司）。

(二) 试剂材料

N16 的表达载体 pET3α-N16、大肠杆菌 BL21(DE3)plysS 感受态菌种由香港中文大学邵鹏柱教授实验室提供。

氨苄青霉素：购于碧云天生物技术研究所，货号：ST007。用去离子水配置成 50 mg/mL 储备液，0.2 μm 滤膜过滤，分装，-20 ℃ 保存。

氯霉素：购于上海博彩生物科技有限公司，编号 10209。用无水乙醇配置成 35 mg/mL 储备液，分装，-20 ℃ 保存。

IPTG：购于碧云天生物技术研究所，货号：ST098。用去离子水配置成 0.4 mol/L 储备液，0.2 μm 滤膜过滤，分装，-20 ℃ 保存。

LB 琼脂培养基：购于美国 USB 公司，货号：75851。LB 琼脂培养板的制备：取 35 g LB 琼脂培养基干粉，溶于 1 L 去离子水中，高压灭菌，待培养基温度降至 50 ℃ 左右，加入氨苄青霉素和氯霉素，使其终浓度分别为 50 μg/mL 和 35 μg/mL。将 LB 琼脂培养基分装到无菌培养皿中，待其凝固后，置于 4 ℃ 保存待用。

LB 培养基的制备：LB 培养基干粉购于美国 USB 公司，货号：75852。取 25 g LB 培养基干粉溶于 1 L 去离子水中，高压灭菌，室温放置。使用前加入氨苄青霉素和氯霉素，使其终浓度分别为 50 μg/mL 和 35 μg/mL。

20 mmol/L PB 缓冲液（pH = 7.4）的配制：取 1.9 mL 0.2 mol/L $NaH_2PO_4$ 与 8.1 mL 0.2 mol/L $Na_2HPO_4$ 混合，加水至 1 L，混匀，即得 20 mmol/L PB 缓冲液（pH = 7.4）。

SDS-PAGE 电泳缓冲液的配制：3 g Tris，14.4 g 甘氨酸，1 g SDS，加去离子水配成 1 L 电泳缓冲液。

考马斯亮蓝染色液的配制：质量浓度为 0.1% 的考马斯亮蓝 R250，45% 乙醇，10% 冰醋酸。

SDS-PAGE 脱色液的配置：去离子水配制含 10% 乙醇和 10% 冰醋酸的脱色液。

SDS-PAGE 蛋白 Marker：本实验室自行配制。

SDS-PAGE 配制试剂盒：购于碧云天生物技术研究所，货号：P0012A。根据试剂盒说明书配制凝胶。

β-巯基乙醇：购于 Sigma 公司，货号：60-24-2。

Tirs：购于碧云天生物技术研究所，货号：ST765。

吐温-20：购于碧云天生物技术研究所，货号：ST825。

尿素：购于美国 USB 公司，货号：23036。

Superdex 75 凝胶排阻层析柱（HiLoad 26/60 Superdex 75 prep grade, 320 mL column）：GE Healthcare，货号：17-1070-01。

DEAE 阴离子交换柱（HiTrap DEAE FF, 5 mL）：GE Healthcare，货号：17-5154-01。

透析膜：购于 Spectra/Por 公司，货号：MWCO 6-8K。

其他化学试剂均购于广东光华化学厂有限公司。

## 【实验部分】

### （一）珍珠母蛋白 N16 的表达

采用热激法将 N16 表达载体 pET3α-N16 导入感受态大肠杆菌 BL21（DE3）plysS 中，具体方法如下：将表达载体 pET3α-N16（2 μL）加入 LB21（DE3）pLysS 中，轻轻混匀，冰上放置 20 min，42 ℃ 热激 2 min，再置于冰上 10 min。将上述处理后的大肠杆菌接种于含 50 μg/mL 氨苄青霉素和 35 μg/mL 氯霉素的 LB Agar 培养板中。37 ℃ 培养过液。次日，挑取单一个菌落于 20 mL 含 50 μg/mL 氨苄青霉素和 35 μg/mL 氯霉素的 LB 培养基中，于 37 ℃ 摇床中培养过液，摇床摇速为 220 r/min。次日，将 20 mL 细菌扩大 1000 倍培养，待培养液 $OD_{600}$ 升至 0.6（需 3~4 h），加入终浓度为 0.4 mmol/L IPTG 诱导 N16 表达。37 ℃ 摇床培养过液。10000 r/min 离心 3 min，倒净培养基，收集菌体，-20 ℃ 保存。

## (二) 珍珠母蛋白 N16 的提取及纯化

实验前配制下列缓冲液，①洗涤缓冲液：2 mol/L 尿素，20 mmol/L Tris-HCl，0.1% 吐温-20，pH 8.0。②缓冲液 A：8 mol/L 尿素，20 mmol/L Tris-HCl，40 mmol/L β-巯基乙醇，pH = 7.0。③缓冲液 B：8 mol/L 尿素，20 mmol/L Tris-HCl，40 mmol/L β-巯基乙醇，1 mol/L NaCl，pH = 7.0。

取 500 mL 培养液收集得到的 N16 表达菌体，加入 20 mmol/L Tris-HCl（pH = 8.0），冰上超声破碎 15 min，18000 r/min 离心 30 min。弃上清液，加入 20 mL 洗涤缓冲液，冰上超声 15 min，室温摇洗过液。18000 r/min 离心 30 min。弃上清液，加入 20 mL 缓冲液 A，室温摇洗过液。18000 r/min 离心 30 min，收集上清液，超滤浓缩至 5 mL，0.45 μmol/L 一次性过滤器过滤。

根据 ExPASy ProtParam 程序的推测，N16 的 pI 为 4.79，属于酸性蛋白，故选择 DEAE 阴离子交换柱进行 N16 蛋白的初步纯化。流动相为缓冲液 A，洗脱液为缓冲液 B，洗脱体积为 10 倍柱体积（50 mL），流速为 2 mL/min。上样，收集相等于样品体积的流出液，标记为 flow through；然后用缓冲液 A 冲洗 5 倍柱体积，收集第一个柱体积流出液，标记为 wash；采用梯度洗脱法，以 0~100% 缓冲液 B 进行洗脱，每 5 mL 收集 1 管流出液，共收集 10 管；最后用 100% 缓冲液 B 冲洗柱子，收集 5 mL 流出液。15% SDS-PAGE 观察 N16 纯化结果。

收集阴离子交换层析洗脱液中含 N16 的主要组分，超滤浓缩至 5 mL 后，用 0.45 μmol/L 一次性过滤器过滤。采用柱体积为 320 mL 的 Superdex 75 凝胶排阻层析柱进一步纯化 N16。上样前，先以缓冲液 A 平衡柱子。上样，流速为 1.5 mL/min。根据紫外检测器检测到吸收峰收集流出液，每 5 mL 收集 1 管，15% SDS-PAGE 观察 N16 纯化结果。

根据 SDS-PAGE 结果收集纯化的 N16 蛋白，置于透析膜内，以 20 mmol/L 磷酸缓冲液（pH = 7.4）进行透析，4 ℃ 透析过液。透析后，超滤浓缩，分光光度法测定蛋白浓度，分装，-80 ℃ 保存。

## 【实验结果】

### (一) DEAE 阴离子交换柱初步纯化 N16 的结果

如图 1-1 所示，部分杂蛋白不能被 DEAE 阴离子交换柱吸附，直接在 flow through 中洗脱下来，较多杂蛋白在 20%~30% 缓冲液中被洗脱下来。N16 主要存在于 40%~50% 缓冲液 B 中，但 40%~50% 缓冲液 B 洗脱液中仍有部分杂蛋白。结果表明，DEAE 阴离子交换柱能对 N16 进行初步纯化，但仍需运用其他分离方法进一步去除杂蛋白，提高 N16 的纯度。

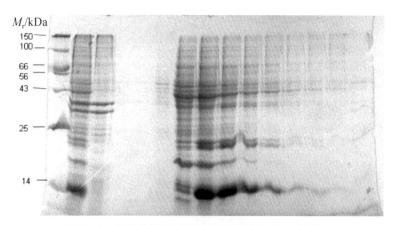

图1-1 DEAE 阴离子交换柱初步纯化 N16 的结果

注：从左至右上样次序为：Maker、crude、flow through、wash、0～100% 缓冲液 B、100% 缓冲液 B。

## （二）Superdex 75 凝胶排阻层析柱纯化 N16 的结果

由 DEAE 阴离子交换柱初步纯化后，含 N16 的组分进一步用 Superdex 75 凝胶排阻层析柱进行纯化。结果如图 1-2 所示。相对分子量较大的杂蛋白先被洗脱出来，N16 与绝大部分杂蛋白分离，达到纯化的目的。纯化后的 N16 纯度很高，可用于后续细胞实验研究，如图 1-3 所示。由于本实验所用的 N16 基因切除了 N 端 23 个氨基酸，所表达的 N16 含有 107 个氨基酸，故略小于 16 kDa。

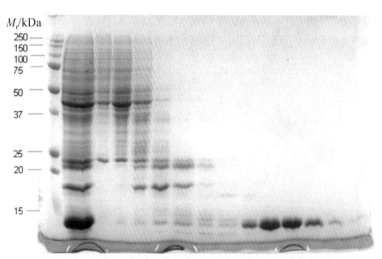

图1-2 Superdex 75 凝胶排阻层析柱纯化 N16 的结果

注：从左至右上样次序为：Maker、crude、第 26～38 管收集液。

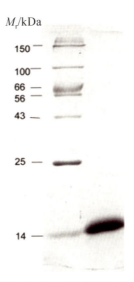

图 1-3　15%SDS-PAGE 检测纯化的 N16 蛋白

（三）小结

本节实验确定了 N16 蛋白的表达纯化方法。采用大肠杆菌 BL21（DE3）表达 N16 蛋白。大肠杆菌提取物经过 DEAE 阴离子交换层析和凝胶排阻层析，得到纯化的 N16 蛋白。

## 第三节　N16 对 RANKL 诱导前体破骨细胞 RAW 264.7 分化的影响研究

【实验材料】

（一）仪器设备

二氧化碳培养箱（美国 FORMA 公司，Series 3111）；洁净工作台（苏州安泰空气技术有限公司，VS-1 300 L–U）；光学倒置显微镜（Nikon TE2000–S）；冷冻离心机（Eppendorf 5430 R）；荧光倒置显微镜（Olympus 公司，IX51）；实时荧光定量 PCR 仪（ABI 7500 Fast Real-Time）；酶标仪（THERMOLAB SYSTEMS 公司，

Mk3）；烘箱（德国 MEMMERT 108 L）；电热恒温水浴锅（上海一恒科技有限公司，HWS24 型）；高压灭菌锅（HVE-50）。

（二）试剂材料

3-（4,5-二甲基噻唑-2）-2（MTT）：以 PBS 缓冲液配制 5 mg/mL MTT 溶液，37 ℃避光溶解，0.2 μm 一次性过滤器过滤除菌，4 ℃避光保存。

重组哺乳动物核因子 κB 受体活化因子配基（简称 RANKL，购于 Perotech 公司，货号：315-11）。使用时，于无菌环境下将 RANKL 用含 0.1% BSA 的无菌 α-MEM 培养基溶解，配成 0.05 mg/mL 的 RANKL 储备液，分装，-20 ℃保存。使用时，将 RANKL 加入细胞培养基中，使其终浓度为 50 ng/mL。

鲑鱼降钙素（简称 CT，购于 Sigma 公司，货号：T3660）。使用时，于无菌环境中将鲑鱼降钙素溶于 20 mmol/L PB 缓冲液（pH=7.4）中，配成 30 μmol/L 的 CT 储备液，分装，-20 ℃保存。使用时，将 RANKL 加入细胞培养基中，使其终浓度为 30 nmol/L。

胰酶（Amresco，康龙生物技术有限公司进口分装）。称取胰酶 0.25 g，溶于 100 mL PBS 中，低速搅拌，调节 pH 为 7.4，过滤除菌，分装，-20 ℃保存。

磷酸盐缓冲液 PBS（pH=7.4）：磷酸二氢钾（$KH_2PO_4$）0.2 g，十二水合磷酸氢二钠（$Na_2HPO_4 \cdot 12H_2O$）3.12 g，氯化钠（NaCl）8 g，氯化钾（KCl）0.2 g；精确称取上述试剂，溶于 1 L 超纯水中，用 1 mol/L NaOH 调节 pH 为 7.4，高压灭菌。4 ℃保存。

抗酒石酸酸性磷酸酶染色试剂盒（购于 Sigma 公司，货号：387-A）。

抗酒石酸酸性磷酸酶检测试剂盒（购自碧云天生物技术研究所，货号：P0332）。

Actin-Tracker Green_微丝绿色荧光探针（购自碧云天生物技术研究所，货号：C1033）。

BCA 蛋白浓度测定试剂盒（购自碧云天生物技术研究所，货号：P0010）。

RIPA 细胞裂解液（购自碧云天生物技术研究所，货号：P0013B）。

Trizol（购于 TAKARA 公司，货号：D9108）。

MUMLV 逆转录酶（购自 TAKARA 公司，货号：DRR047A）。

Q-PCR 试剂盒（SYBR Premix Ex Taq，购自 TRKARA 公司，货号：DRR420A）。

DMEM 高糖培养基（Gibco，货号：11995）。

α-MEM 培养基（Gibco，货号：12571063）。

胎牛血清（FBS，Gibco，货号：8131320）。

## 【实验部分】

### (一) 细胞培养

小鼠前体破骨细胞株 RAW 264.7，在含 10% FBS 的 DMEM 高糖培养液中培养，细胞置于 37 ℃、饱和湿度 5% $CO_2$ 浓度恒温培养箱中，每隔 2～3 天换液 1 次。细胞长到 80% 满时，用质量浓度为 0.25% 胰酶消化，1∶10 传代。

### (二) N16 对 RAW 264.7 细胞增殖的影响研究

实验分组如下：①正常组，其他组给药时，加入正常培养基；②N16 实验组，共 10 组，分别给予终浓度为 0.08 μmol/L、0.15 μmol/L、0.3 μmol/L、0.6 μmol/L、1.25 μmol/L、2.5 μmol/L、5 μmol/L、10 μmol/L、20 μmol/L、40 μmol/L N16；③鲑鱼降钙素组（简称 CT 组），给予终浓度为 30 nmol/L 的鲑鱼降钙素。

取处于对数生长期，状态良好的 RAW 264.7 细胞，以 (3～5)×$10^3$ 个/孔的密度接种于 96 孔培养板，每孔培养基体积为 180 μL。37 ℃、5% $CO_2$ 培养箱中孵育 24 h。细胞贴壁生长后，给药。继续培养 24 h、48 h、72 h，MTT 法分别测定不同作用时间 N16 对 RAW 264.7 细胞增殖的影响。

MTT 法检测细胞增殖：在待测时间点，每孔加入 20 μL 5 mg/mL MTT 溶液，37 ℃ 孵育 4 h。小心吸出培养孔内溶液，加入 200 μL DMSO，溶解培养孔内紫色结晶体，轻轻振荡混匀，540 nm 测定各孔吸光值。

### (三) N16 对 RANKL 诱导 RAW 264.7 细胞分化的影响研究

实验分组如下：①正常组，其他组别给药时，培养基更换为 α-MEM 培养基；②RANKL 对照组，给药时，培养基更换为 α-MEM 培养基，同时给予 50 ng/mL RANKL；③N16 实验组（0.08～1.25 μmol/L N16），给药时，培养基更换为 α-MEM 培养基，同时给予 50 ng/mL RANKL 及相应浓度的 N16；④CT 组，给药时，培养基更换为 α-MEM 培养基，同时给予 50 ng/mL RANKL 及终浓度为 30 nmol/L 的 CT。

取处于对数生长期、状态良好的 RAW 264.7 细胞，以 (1～3)×$10^3$ 个/孔的密度接种于 96 孔培养板，每孔 180 μL。37 ℃、5% $CO_2$ 培养箱中孵育 24 h。细胞贴壁生长后，弃去原培养基，更换为 α-MEM 培养基。继续培养 72 h。

#### 1. TRAP 染色观察破骨细胞分化情况

给药 72 h 后，弃去原培养基，根据抗酒石酸酸性磷酸酶染色试剂盒说明书进行染色。具体步骤如下：

(1) 配置固定液。Citrate Solution 25 mL，丙酮 65 mL，37% 甲醛 8 mL，混匀后

密封，4 ℃保存。使用前，使其温度升至室温。

（2）取 1.5 mL 离心管，分别加入 0.5 mL Sodium Nitrite Solution 和 0.5 mL Fast Garnet GBC Base Solution，颠倒混匀 30 s，静置 2 min。

（3）根据表 1-1 配制染色液，使用前温育使其温度达到 37 ℃。

表 1-1　TRAP 染色液的配制

| 试剂 | 体积/mL |
| --- | --- |
| 37 ℃ 温热的纯水 | 45.0 |
| 步骤（2）所配的溶液 | 1.0 |
| Naphthol AS-BI Phosphoric Solution | 0.5 |
| Acetate Solution | 2.0 |
| Tartrate Solution | 1.0 |

（4）取出分化实验的细胞，弃去原培养基，PBS 洗涤 1 次，每孔加入 100 μL 固定液固定 30 s。吸去固定液，PBS 洗涤 3 次，每孔加入步骤（3）所配制的染色液 100 μL，37 ℃ 避光孵育 1 h。弃去原溶液，PBS 洗涤 1 次，最后每孔加入 100 μL PBS，倒置显微镜下观察细胞形态、染色情况，拍照。统计各孔中细胞核数目不小于 3 的紫红色细胞数目。最终结果以 RANKL 对照组的百分比显示。

### 2. TRAP 活性测定

给药 72 h 后，弃去原培养基，PBS 洗涤 3 次，将培养板置于冰上，每孔加入 40 μL 细胞裂解液，冰上裂解 20 min。根据抗酒石酸酸性磷酸酶检测试剂盒说明书进行细胞裂解液样品 TRAP 活性测定。采用 BCA 法测定相应样品的总蛋白含量。以每毫克蛋白的 TRAP 活力单位（U）进行统计分析，最终结果以 RANKL 对照组的百分比显示。

### 3. 肌动蛋白环染色

给药 72 h 后，弃去原培养基，根据微丝绿色荧光探针试剂盒说明书，进行肌动蛋白环染色。步骤如下：

（1）PBS 洗涤 2 次，采用 3.7% 甲醛（以 PBS 缓冲液配制）室温固定细胞 10 min。

（2）以含 0.1% Triton X-100 的 PBS 洗涤细胞 2～4 次，每次约 5 min。

（3）用含有 1%～5% BSA 和 0.1% Triton X-100 的 PBS 按照 1∶200 的比例稀释 Actin-Tracker Green 探针，配制成 Actin-tracker Green 染色工作液。按照每孔 50 μL 体积加入染色工作液，室温避光孵育 1.5 h。

（4）弃去染色工作液，以含 0.1% Triton X-100 的 PBS 洗涤 2～4 次，每次约

5 min。随后以荧光倒置显微镜观察,拍照。

**4. 破骨细胞分化相关基因表达水平的测定**

实验分组如下,①正常组:其他组给药时,培养基更换为 α-MEM 培养基;②RANKL对照组,给药时,培养基更换为 α-MEM 培养基,同时给予 50 ng/mL RANKL;③N16 实验组(0.08 μmol/L、0.3 μmol/L、1.25 μmol/L N16),给药时,培养基更换为 α-MEM 培养基,同时给予 50 ng/mL RANKL 及相应浓度的 N16;④CT组,给药时,培养基更换为 α-MEM 培养基,同时给予 50 ng/mL RANKL 及终浓度为 30 nmol/L 的 CT。

采用处于对数生长期、生长状态良好的 RAW 264.7 细胞,以 $(3 \sim 5) \times 10^4$ 个/孔接种于 6 孔培养板。37 ℃、5% $CO_2$ 培养箱中孵育 24 h。细胞贴壁生长后,弃去原培养基,更换为 α-MEM 培养基。继续培养 72 h,Trizol 法提取总 mRNA,逆转录得 cDNA,RT-qPCR 法测定破骨细胞分化相关基因的表达情况。

逆转录反应步骤如下:

(1)测定总 RNA 的浓度,将 5 μg RNA,2 μL 5×gDNA Eraser buffer,1 μL gDNA Eraser 在 PCR 管中混合,加入 DEPC-$H_2O$,使得总体积为 10 μL。

(2)将上述反应样品置于 42 ℃ 孵育 2 min,然后马上将反应样品放置于冰上或将温度调至 4 ℃。

(3)每管步骤(2)的反应液中加入 4 μL 5×Prime Script buffer 2、1 μL Prime Script RT Enzyme MixI、1 μL RT Primer Mix、4 μL DEPC-$H_2O$,轻轻混匀。

(4)37 ℃ 孵育 15 min,85 ℃ 孵育 5 s,得到 cDNA,-20 ℃ 保存。

qPCR 反应步骤如下:

(1)反应所用引物如表 1-2 所示。

表 1-2 RT-qPCR 所用引物序列

| Gene name | Forward | Reverse |
| --- | --- | --- |
| TRAP | ACACAGTGATGCTGTGTGGCAACTC | CCAGAGGCTTCCACATATATGATGG |
| NFATc1 | F:GGGTCAGTGTGACCGAAGAT | R:GGAAGTCAGAAGTGGGTGGA |
| c-Src | CCAGGCTGAGGAGTGGTACT | CAGCTTGCGGATCTTGTAGT |
| Cathepsin K | GGCCAACTCAAGAAGAAAAC | GTGCTTGCTTCCCTTCTGG |
| GAPDH | AACTTTGGCATTGTGGAAGG | ACACATTGGGGGTAGAACA |

(2)按照表 1-3 配制反应液,DNA 模板用量为 100 ng。

表 1 - 3  qPCR 反应液的配制

| 试剂 | 体积/μL |
|---|---|
| SYBR Premix Ex Taq (2×) | 10.0 |
| PCR Forward Primer (10 μmol/L) | 0.4 |
| PCR Reverse Primer (10 μmol/L) | 0.4 |
| ROX Reference Dye II (50×) | 0.4 |
| DNA 模板 | 2.0 |
| $dH_2O$ (灭菌蒸馏水) | 6.8 |
| 合计 | 20.0 |

(3) qPCR 反应程序: 95 ℃ 30 s, 95 ℃ 3 s, 60 ℃ 30 s, 40 个循环。

(4) 反应结束后,根据仪器自定义的程序,绘制熔融曲线。

(5) 利用 $2^{\Delta\Delta Ct}$ 法分析目标基因的相对表达量。将各组目标基因的 $Ct$ 值减去内参基因的 $Ct$ 值,得各组目标基因 $\Delta\Delta Ct$ 值。

$$\Delta\Delta Ct = \Delta Ct_{正常对照组} - \Delta Ct_{给药组}$$

给药组基因的表达水平是正常对照组的 $2^{\Delta\Delta Ct}$ 倍。

(四) 统计分析

实验结果以平均值 ± 标准差 ($mean \pm SD$) 表示。3 组以上数据单因素方差分析采用 GraphPad Prism 5 one-way ANOVA 进行统计分析,两组数据间的差异比较采用 GraphPad Prism 5 non-paired student's $t$-test 进行分析。$P < 0.05$ 为显著性差异,$P < 0.01$ 为非常显著性差异。

【实验结果】

(一) MTT 实验

结果如图 1 - 4 所示,N16 能抑制前体破骨细胞 RAW 264.7 的增殖,其抑制作用具有时间依赖性和浓度依赖性。当 N16 的浓度达到 20 μmol/L,作用 24 h 时,N16 即显示出对 RAW 264.7 有细胞毒性。5 ~ 40 μmol/L 的 N16、2.5 ~ 40 μmol/L 的 N16 分别作用 RAW 264.7 48 h、72 h,RAW 264.7 的增殖被显著抑制。其中,作用 48 h、72 h,N16 对 RAW 264.7 的增殖达到半数抑制率的浓度分别为 20 μmol/L 和 12 μmol/L。为研究在无细胞毒性的情况下 N16 对 RAW 264.7 细胞分化的影响情况,根据 MTT 实验结果,选择 0.08 ~ 1.25 μmol/L 的 N16 进行后续实验。图 1 - 5 显示,30 nmol/L CT 对前体破骨细胞 RAW 264.7 没有细胞毒性,可以用于后续实验。

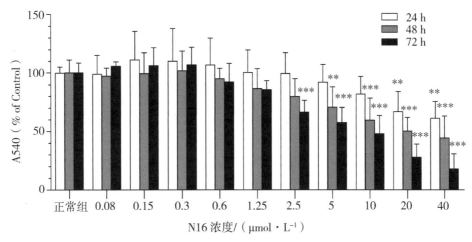

图 1-4 N16 对前体破骨细胞 RAW 264.7 增殖的影响

注：$^{**}P<0.01$，$^{***}P<0.001$。

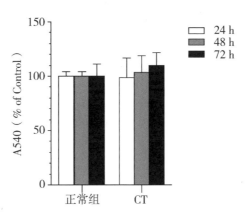

图 1-5 CT 对前体破骨细胞 RAW 264.7 增殖的影响

（二）TRAP 染色观察 RAW 264.7 细胞分化实验

RAW 264.7 细胞具有在 RANKL 的诱导下分化为成熟的破骨细胞的潜力。成熟的破骨细胞，细胞体积增大，细胞核数目增多（不少于 3 个），胞浆因为富含抗酒石酸酸性磷酸酶，可被染成紫红色。比较图 1-6 中图（A）与图（B），图（A）的细胞体积小，极少细胞被染成紫色；图（B）可见大量紫红色细胞，细胞体积增大，胞浆内可见多个细胞核，说明 RAW 264.7 在 RANKL 的诱导下，成功分化为成熟的破骨细胞。加入 N16 后，随着 N16 的浓度增大，紫红色、大体积、多核细胞的数目逐渐减少。该现象与图 1-7 的统计结果一致，说明 N16 对 RAW 264.7 细胞的分化具有抑制作用，且该抑制作用具有量效关系。0.08 μmol/L N16 对破骨细胞分化的抑制效果与 30 nmol/L CT 相当。

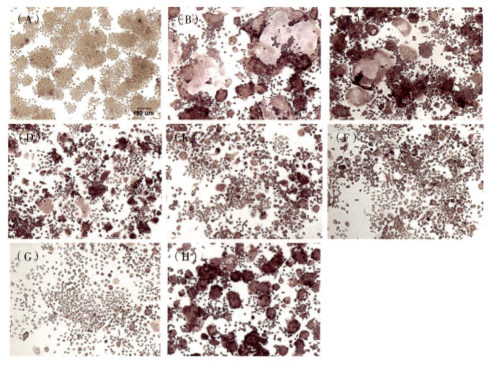

**图 1-6　TRAP 染色结果**

注：(A) 正常组；(B) RANKL 对照组；(C) 0.08 μmol/L N16 组；(D) 0.15 μmol/L N16 组；(E) 0.3 μmol/L N16 组；(F) 0.6 μmol/L N16 组；(G) 1.2 μmol/L N16 组；(H) 30 nmol/L CT 组。图中标尺为 200 μm。

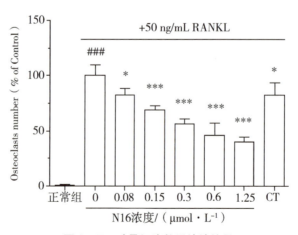

**图 1-7　破骨细胞数目统计结果**

注：与正常组比较，### $P<0.001$；与 RANKL 对照组比较，* $P<0.05$，** $P<0.01$，*** $P<0.001$。

## （三）TRAP 活性测定

结果如图 1-8 所示。正常对照组 TRAP 活性很低，只有阴性对照组 TRAP 活性的 24.2%，结果与 TRAP 染色相一致。在 RANKL 的诱导下，RAW 264.7 细胞向破骨细胞分化，TRAP 表达量增大。经 N16 作用后，TRAP 活性被显著抑制，其中，当 N16 浓度为 0.6 μmol/L 时，N16 对 TRAP 活性抑制达到半数抑制率。30 nmol/L CT 虽然使 TRAP 活性略为降低，但与 RANKL 组相比，没有显著性差异，这可能与 CT 的主要作用是抑制破骨细胞的骨吸收功能，而非抑制破骨细胞分化有关。

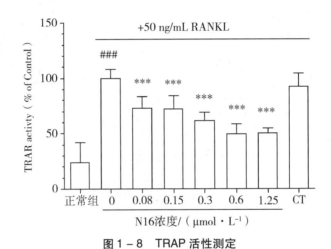

图 1-8 TRAP 活性测定

注：与正常组比较，### $P<0.001$；与 RANKL 对照组比较，* $P<0.05$，** $P<0.01$，*** $P<0.001$。

## （四）肌动蛋白环（actin ring）染色实验

结果如图 1-9 所示。成熟的破骨细胞能形成肌动蛋白环。肌动蛋白环的大小、完整性与破骨细胞进行骨吸收的能力有关。经过 RANKL 的诱导，RAW 264.7 细胞分化，经绿色微丝荧光探针染色后，可观察到在细胞质边缘形成大而明显的肌动蛋白环（如白色箭头所示）。N16 抑制破骨细胞肌动蛋白环的形成，随着 N16 浓度增大，RAW 264.7 细胞所形成的肌动蛋白环变小，数目减少。0.15 μmol/L N16 对肌动蛋白环形成的抑制作用与 30 nmol/L CT 相当。

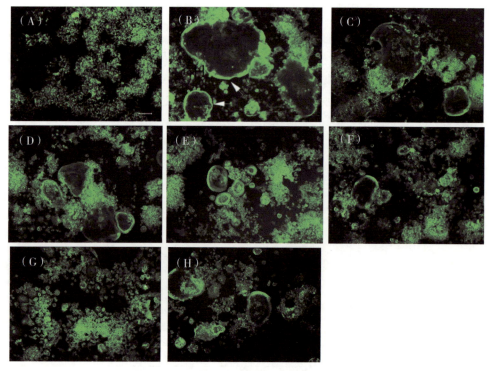

**图 1-9　N16 抑制破骨细胞肌动蛋白环的形成**

注：(A) 正常组；(B) RANKL 对照组；(C) 0.08 μmol/L N16 组；(D) 0.15 μmol/L N16 组；(E) 0.3 μmol/L N16 组；(F) 0.6 μmol/L N16 组；(G) 1.2 μmol/L N16 组；(H) 30 nmol/L CT 组。图中标尺为 200 μm。

## （五）RT-qPRC 检测破骨细胞分化相关基因 mRNA 表达水平的实验

TRAP、c-Src、Cathepsin K 和转录因子 NFATc1 与破骨细胞分化相关。TRAP 是破骨细胞分化标志性酶，缺乏 c-Src、Cathepsin K 会损伤破骨细胞的骨吸收功能。转录因子 NFATc1 是 RANKL 诱导破骨细胞成熟通路中的重要因子。RANKL 通过 MAPK 细胞信号通路，激活转录因子 NFATc1，从而引起一系列下游破骨细胞分化相关因子的表达，诱导破骨细胞分化成熟。

设正常组相应基因表达水平为 1，表 1-4 中的数据为各实验组与正常组相应基因表达量相比的倍数。在 RANKL 对照组中，TRAP、c-Src、Cathepsin K 和转录因子 NFATc1 在 RANKL 的诱导下，表达量增高，表明 RANKL 成功诱导 RAW 264.7 细胞分化。加入 N16，能抑制 TRAP、c-Src、Cathepsin K 和转录因子 NFATc1 的表达，表明 N16 能抑制破骨细胞的分化成熟。0.08 μmol/L N16 对这些破骨细胞分化相关基因表达的抑制效果强于 30 nmol/L CT。

表1-4 N16对破骨细胞分化相关基因的表达影响（$mean \pm SD$）

| 组别 | TRAP | c-Src | Cathepsin K | NFATc1 |
| --- | --- | --- | --- | --- |
| 正常组 | 1 | 1 | 1 | 1 |
| RANKL | 450.76 ± 269.70[###] | 20.10 ± 1.39[###] | 231.90 ± 149.70[###] | 13.79 ± 5.25[###] |
| RANKL + N16（0.08 μmol/L） | 165.93 ± 91.92 | 9.07 ± 2.46 | 57.25 ± 7.71 | 7.76 ± 4.95 |
| RANKL + N16（0.3 μmol/L） | 17.81 ± 14.91[**] | 3.69 ± 2.71[***] | 8.29 ± 5.59[***] | 3.03 ± 0.44[***] |
| RANKL + N16（1.25 μmol/L） | 1.85 ± 1.70[***] | 2.81 ± 0.84[***] | 1.41 ± 1.15[***] | 0.72 ± 0.18[***] |
| RANKL + CT（30 nmol/L） | 217.90 ± 202.70 | 14.36 ± 7.12 | 127.40 ± 113.20 | 7.757 ± 0.75[*] |

注：与正常组比较，[###]$P<0.001$；与RANKL对照组比较，[*]$P<0.05$，[**]$P<0.01$，[***]$P<0.001$。

### （六）小结

本节实验以前体破骨细胞 RAW 264.7 为载体，研究 N16 对骨吸收的影响。结果表明，高浓度时，N16 抑制了 RAW 264.7 细胞的增殖，可在前体破骨细胞水平对骨吸收产生抑制作用；低浓度时，N16 抑制 RAW 264.7 细胞的破骨分化。在 N16 的作用下，RAW 264.7 细胞分化形成的多核破骨细胞数目减少，抗酒石酸酸性磷酸酶的活性降低，破骨细胞分化相关基因 TRAP、c-Src、Cathepsin K、NFATc1 的表达被抑制；N16 还能抑制破骨细胞进行溶骨活动的功能性结构肌动蛋白环的形成，说明其具有抑制破骨细胞功能的作用。上述结果表明，N16 具有抑制骨吸收的效果。

## 第四节 N16 对前体成骨细胞 MC3T3-E1 细胞分化的影响研究

**【实验材料】**

（一）仪器设备

同本章第三节。

（二）试剂材料

人甲状旁腺激素（human parathyroid hormone，简称 PTH，购自 ProSpec 公司，货号：hor - 290）。在无菌条件下，将 PTH 溶于 α - MEM 培养基中，配成 20 μmol/L 的

贮备液，分装，-20 ℃ 保存。

茜素红染料（简称 AR-S，购自 Sigma 公司，货号：A5533）。使用时，用去离子水溶解，配成 40 mmol/L 的溶液，用盐酸调节 pH 为 4.0～4.2。离心，去上清，备用。

氯化十六烷基吡啶（购自 HEROCHEM 公司，货号：HC0501）。使用时，用去离子水溶解配成质量浓度为 10% 的溶液，室温保持。

ALP 活性测定试剂盒（购自 Woko 公司，货号：291-58601）。

抗坏血酸（购自 Sigma 公司，货号：A5960）。

β-甘油磷酸钠（购自 Sigma 公司，货号：G9422）。

α-MEM 培养基（购自 Gibco，货号：A1049001）。

其余试剂同本章第三节。

## 【实验部分】

### （一）细胞培养

小鼠前体成骨细胞 MC3T3-E1，在含 10% FBS 的 α-MEM 培养基中培养，细胞置于 37 ℃、饱和湿度 5% $CO_2$ 浓度恒温培养箱中，每隔 2～3 天换液 1 次。

### （二）MTT 实验

实验分组如下：①正常组，其他组给药时，在培养基中加入正常培养基；48 h 后更换培养基。②N16 实验组，给药时在培养基中加入不同终浓度的 N16（0.3 μmol/L、0.6 μmol/L、1.25 μmol/L、2.5 μmol/L、5 μmol/L、10 μmol/L），48 h 更换培养基。③PTH 组，给药时在培养基中加入终浓度为 50 nmol/L 的 PTH，作用 6 h 后更换为无 PTH 的培养基，继续培养 42 h，以 48 h 为 1 个循环，再次给药。

取对数生长期、状态良好的 MC3T3-E1 细胞，以 $3 \times 10^3$ 个/孔的密度接种于 96 孔培养板，每孔培养基体积为 180 μL。37 ℃、5% $CO_2$ 培养箱中孵育 24 h。细胞贴壁生长后给药。继续培养 24 h、48 h、72 h、96 h，MTT 法分别测定不同作用时间 N16 对 MC3T3-E1 细胞增殖的影响。

MTT 法检测细胞增殖：在待测时间点，每孔加入 20 μL 5 mg/mL MTT 溶液，37 ℃ 孵育 4 h。小心吸出培养孔内溶液，加入 200 μL DMSO，溶解培养孔内紫色结晶体，轻轻振荡混匀，540 nm 测定各孔吸光值。

### （三）成骨细胞标志性酶碱性磷酸酶活性测定

实验分组如下：①正常组，其他组给药时，在培养基中加入终浓度分别为 50 μg/mL 抗坏血酸和 10 mmol/L β-甘油磷酸钠，48 h 后更换培养基；②N16 实验组，给药时在培养基中加入终浓度分别为 50 μg/mL 抗坏血酸和 10 mmol/L β-甘油磷酸钠，以及不同终浓度的 N16（0.3 μmol/L、0.6 μmol/L、1.25 μmol/L、2.5 μmol/L、5 μmol/L），48 h 更换培养基；③PTH 组，给药时在培养基中加入终浓度分别为 50 μg/mL 抗坏血酸和 10 mmol/L β-甘油磷酸钠，以及终浓度为 50 nmol/L 的 PTH，作用 6 h 后更换为无 PTH 的培养基，继续培养 42 h，以 48 h 为 1 个循环，再次给药。

取对数生长期、生长状态良好的 MC3T3-E1 细胞，以 $5 \times 10^3$ 个/孔接种于 96 孔培养板，每孔 180 μL。37 ℃、5% $CO_2$ 培养箱中孵育 24 h。细胞贴壁生长后，给药。继续培养 96 h。弃去培养基，将细胞培养板置于冰上，每孔加入细胞裂解液 20 μL，裂解 20 min 后，采用碱性磷酸酶测定试剂盒测定每组 ALP 活性，BCA 法测定蛋白浓度。以每毫升蛋白的 ALP 活力单位（U）进行统计分析。

（四）成骨细胞矿化测定

实验分组同本节（三）。取对数生长期、生长状态良好的 MC3T3-E1 细胞，以 $5 \times 10^4$ 个/孔接种于 24 孔培养板，37 ℃、5% $CO_2$ 培养箱中孵育 24 h。细胞贴壁生长后，培养基更换为分化培养基（含 50 μg/mL 抗坏血酸和 10 mmol/L β-甘油磷酸钠的 α-MEM 培养基）。

第 21 天，茜素红（AR-S）染色，检测矿化结节。取出培养细胞板，弃去培养基，PBS 洗涤 3 次，70% 乙醇固定细胞 30 min。弃去乙醇，去离子水洗涤 3 次后，加入配好的 40 mmol/L 茜素红溶液，室温染色 15 min。弃去染色液，去离子水洗涤 5 次，每次 5 min。最后，加入 PBS 浸泡 15 min，小心吸去 PBS，以洗去非特异性染色的染料。拍照，观察矿化结节。采用质量浓度为 10% 的氯化十六烷基吡啶溶解与钙离子特异性结合的茜素红染料，用分光光度法于 540 nm 波长处测定每孔溶液吸光值，以此表示每孔茜素红染料浓度。比较各组茜素红染料含量的差异，以此代表各组矿化结节程度的差异。

（五）实时定量 PCR 法测定成骨细胞分化相关基因的表达水平

实验分组同本节（三）。采用对数生长期、生长状态良好的 MC3T3-E1 细胞，以 $(3\sim5) \times 10^4$ 个/孔接种于 6 孔培养板，37 ℃、5% $CO_2$ 培养箱中孵育 24 h。细胞贴壁生长后，培养基更换为分化培养基（含 50 μg/mL 抗坏血酸和 10 mmol/L β-甘油磷酸钠）。继续培养 72 h，弃去原培养基，Trizol 法提取总 mRNA，逆转录得 cDNA，RT-qPCR 法测定骨细胞分化相关基因的表达情况。实验方法步骤同本章第三节所述。所用引物序列如表 1-5 所示。

表 1-5 qPCR 所用引物

| Gene name | Forward | Reverse |
| --- | --- | --- |
| osteopotin | TCCAAAGCCAGCCTGGAAC | TGACCTCAGAAGATGAACTC |
| osteocalcin | CGCTCTGTCTCTCTGACCTC | TCACAAGCAGGGTTAAGCTC |
| Runx2 | GTCAGCAAAGCTTCTTTTCG | TTGTTGCTGTTGCTGTTGTT |
| GAPDH | AACTTTGGCATTGTGAAGG | ACACATTGGGGGTAGGAACA |

## （六）统计分析

实验结果以平均值 ± 标准差（mean ± SD）表示。3 组以上数据单因素方差分析采用 GraphPad Prism 5 one-way ANOVA 进行统计分析，两组数据间的差异比较采用 GraphPad Prism 5 non-paired student's $t$-test 进行分析。$P < 0.05$ 为显著性差异，$P < 0.01$ 为非常显著性差异。

## 【实验结果】

### （一）MTT 实验

以 A540 表示各组细胞增殖率。设正常组的细胞增殖率为 100%，其余实验各组的细胞增殖率以正常组的百分比显示。N16、PTH 对 MC3T3-E1 细胞增殖率的影响如图 1-10、图 1-11 所示。

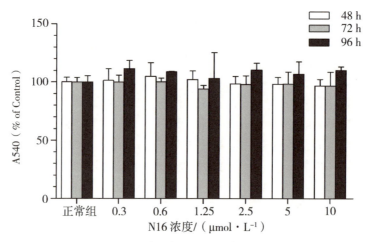

图 1-10 N16 对 MC3T3-E1 细胞增殖率的影响

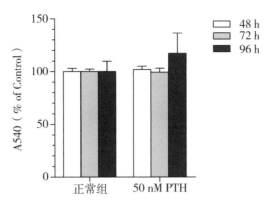

图 1-11 50 nmol/L PTH 对 MC3T3-E1 细胞增殖率的影响

对 0.3 μmol/L、0.6 μmol/L、1.25 μmol/L、2.5 μmol/L、5 μmol/L、10 μmol/L 的 N16 及 50 nmol/L PTH 实验组的细胞增殖率与正常组进行统计分析，统计结果表明，在该浓度范围内，N16 及 PTH 对 MC3T3-E1 细胞增殖率没有显著作用（$P > 0.05$），故选择 0.3 μmol/L、0.6 μmol/L、1.25 μmol/L、2.5 μmol/L、5 μmol/L、10 μmol/L N16 及 50 nmol/L PTH 进行后续实验。

（二）ALP 活性测定

ALP 是成骨细胞分化的一个重要标志。MC3T3-E1 细胞属于前体成骨细胞，在抗坏血酸和 $\beta$-甘油磷酸钠存在的条件下，可进入分化期，向成骨细胞分化。N16 各浓度组及 50 nmol/L PTH 对 MC3T3-E1 细胞 ALP 活性影响如图 1-12 所示。

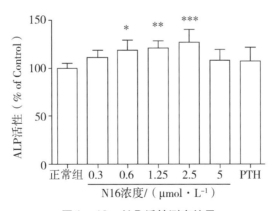

图 1-12 ALP 活性测定结果

N16 对 MC3T3-E1 细胞 ALP 活性具有增强作用，该作用具有量效关系。N16 浓度在 0.3～5 μmol/L 内，对 MC3T3-E1 细胞 ALP 活性的促进作用逐渐增强。与正常组相比，0.6 μmol/L、1.25 μmol/L、2.5 μmol/L N16 使 MC3T3-E1 细胞 ALP 活性分别提高了 18.5%、20.5%、26.4%，其促进作用具有显著性差异。该结果表明，

N16 对 MC3T3-E1 细胞的成骨分化具有促进作用。

尽管 PTH 是目前市面上唯一的一种促进成骨的抗骨质疏松药物，但在细胞水平上 PTH 的作用差异很大，与细胞种类、状态、给药模式有关。本实验条件下，PTH 对 MC3T3-E1 细胞 ALP 活性没有显著性影响（$P>0.05$），与文献一致[80]。

### （三）体外矿化实验结果

成骨细胞成熟后，具有沉积钙盐的矿化功能，能使细胞外基质矿化，对骨形成具有重要意义。矿化结节是成骨细胞分化的最终阶段的标志，是体现成骨细胞成熟程度、功能强弱的重要指标。

体外矿化实验结果如图 1-13 所示。实验采用茜素红染色法观察 MC3T3-E1 细胞沉积钙盐的矿化能力。茜素红能与钙盐特异性结合，形成红色斑点，可用其含量代表钙盐的含量，颜色越深，代表形成的矿化结节越多，沉积的钙盐含量越多。N16 能增强 MC3T3-E1 细胞矿化能力，当浓度为 2.5 μmol/L 时，其促进矿化作用最强。

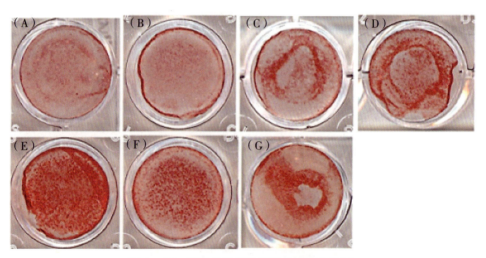

图 1-13 茜素红染色法观察体外矿化结果

注：（A）正常组；（B）0.3 μmol/L N16 组；（C）0.6 μmol/L N16 组；（D）1.2 μmol/L N16 组；（E）2.5 μmol/L N16 组；（F）5 μmol/L N16 组；（G）50 nmol/L PTH 组。

分光光度法测定每组茜素红染料的浓度，计算茜素红染料的含量，以此代表各实验组钙盐的含量，并进行统计，分析各实验组 MC3T3-E1 细胞矿化程度的差异，结果如图 1-14 所示。1.25 μmol/L、2.5 μmol/L 和 5 μmol/L N16 分别使 MC3T3-E1 细胞矿化程度提高 2.4 倍、4.2 倍和 3 倍。

综合上述，N16 能促进成骨细胞分化成熟，增强成骨细胞的矿化功能。1.25 μmol/L N16 对成骨矿化的促进作用与 50 nmol/L PTH 作用效果相当。

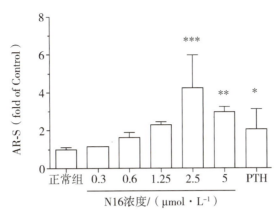

**图 1-14　体外矿化茜素红染料含量测定结果**

注：$^{*}P<0.005$，$^{**}P<0.01$，$^{***}P<0.001$。

## （四）成骨分化相关基因表达水平测定

在成骨分化过程中，成骨细胞标志基因的表达量会显著升高。实验测定了成骨细胞分化相关基因，即骨桥蛋白（osteopotin）基因、骨钙素（osteocalcin）基因和 Runx2 基因的相对表达水平。表 1-6 中数据为正常组相应基因表达量的倍数。N16 在 1.25 μmol/L 和 2.5 μmol/L 浓度下，促进了 MC3T3-E1 细胞骨桥蛋白基因、骨钙素基因和 Runx2 基因的表达，表明 N16 对成骨细胞的分化成熟具有促进作用。N16 在试药浓度下对骨桥蛋白基因、骨钙素基因、Runx2 基因的促进表达作用强于 50 nmol/L PTH。

**表 1-6　N16 对成骨细胞分化相关基因的表达影响（mean ± SD)**

| 组别 | 骨桥蛋白基因 | 骨钙素基因 | Runx2 基因 |
| --- | --- | --- | --- |
| 正常组 | 1 | 1 | 1 |
| 1.25 μmol/L N16 | 3.86 ± 1.68 | 2.21 ± 0.16 | 23.88 ± 23.11 |
| 2.5 μmol/L N16 | 5.01 ± 0.49 | 3.43 ± 0.25 | 13.66 ± 7.97 |
| 50 nmol/L PTH | 3.71 ± 1.18 | 1.78 ± 0.19 | 4.81 ± 0.14 |

## （五）小结

本节实验以前体成骨细胞 MC3T3-E1 为载体，研究了 N16 对 MC3T3-E1 细胞成骨分化的影响。结果显示，在实验浓度范围内，N16 对 MC3T3-E1 细胞没有细胞毒性；作用 4 天，N16 能促进成骨细胞标志性酶 ALP 活性；体外矿化实验表明，N16 具有增强成骨细胞体外矿化功能的作用；在 MC3T3-E1 细胞成骨分化过程中，N16 提高了骨桥蛋白基因、骨钙素基因、Runx2 基因的表达水平。本实验表明，N16 具有促进 MC3T3-E1 成骨分化，显示其具有良好的促进骨形成作用。

在阳性药物的选择方面，本节选择了市面上 FDA 唯一批准上市的骨形成促进剂蛋白类药物，即特立帕肽（PTH）。然而，PTH 的作用机制比较复杂，不同给药时间、剂量及细胞株的不同、细胞状态的不同，有可能导致完全相反的结果。就 ALP 活性测定这一指标而言，有的文献报道 PTH 对 ALP 有促进作用，有的文献则声称没有。本节实验条件下，PTH 对 ALP 没有促进作用。但是，PTH 在成骨细胞的矿化实验中展现了明显的促进矿化效果，在这一体现成骨分化、功能的最终指标上，是符合预期及呈现阳性结果的。

## 第五节 本章总结

本章采用大肠杆菌进行 N16 蛋白的体外表达，确立了 DEAE 阴离子交换柱层析结合凝胶排阻层析分离、纯化 N16 蛋白的方法，并研究了 N16 蛋白的抗骨质疏松活性。

为研究 N16 蛋白对骨吸收过程的作用，本章以前体破骨细胞 RAW 264.7 细胞为载体，研究了 N16 蛋白对 RAW 264.7 细胞的增殖及 RANKL 诱导破骨细胞分化进程中对各指标的影响。研究结果显示，当 N16 蛋白浓度大于 2.5 μmol/L 时，N16 蛋白对前体破骨细胞 RAW 264.7 细胞的增殖有浓度依赖性的抑制作用，抑制作用随着浓度增大而增强；N16 可阻碍 RAW 264.7 细胞在 RANKL 诱导下分化成为成熟的破骨细胞。在此过程中，N16 抑制了 RAW 264.7 中破骨细胞标志性酶抗酒石酸酸性磷酸酶（TRAP）的活性，阻遏了破骨细胞功能性结构肌动蛋白环（actin ring）的形成，同时降低破骨细胞分化相关基因 TRAP、c-Src、Cathepsin K 和转录因子 NFATc1 的 mRNA 的表达水平。这说明 N16 具有抑制前体破骨细胞 RAW 264.7 细胞增殖和分化的作用。

为研究 N16 蛋白在骨形成过程中的作用，本章以前体成骨细胞 MC3T3-E1 细胞为载体，研究 N16 蛋白在成骨细胞增殖、分化进程中的作用。研究结果表明，N16 蛋白对 MC3T3-E1 细胞的增殖无明显作用；在成骨细胞分化方面，N16 蛋白显著提高了 MC3T3-E1 中成骨细胞标志性酶——碱性磷酸酶（ALP）的活性，促进 MC3T3-E1 细胞矿化结节的形成，提高了成骨细胞分化相关的骨桥蛋白、骨钙素和 Runx2 的 mRNA 表达水平。以上结果说明 N16 蛋白具有促进 MC3T3-E1 细胞成骨分化的作用。

综上所述，本章研究结果表明，N16 蛋白具有抗骨质疏松活性，该功能是通过抑制破骨细胞分化成熟和促进成骨细胞分化成熟来实现的。

# 参 考 文 献

[1] 中国健康促进基金会骨质疏松防治中国白皮书编委会. 骨质疏松症中国白皮书 [J]. 中华健康管理学杂志, 2009, 3 (3): 148-153.

[2] RIGGS B L, HARTMANN L C. Selective estrogen-receptor modulators-mechanisms of action and application to clinical practice [J]. N Engl J Med, 2003, 348 (7): 618-629.

[3] DUNFORD J E. Molecular targets of the nitrogen containing bisphosphonates: the molecular pharmacology of prenyl synthase inhibition [J]. Curr Pharm Des, 2010, 16 (27): 2961-1969.

[4] ROSSOUW J E, ANDERSON G L, PRENTICE R L, et al. Risks and benefits of estrogen plus progestin in healthy postmenopausal women: principalresults from the Women's Health Initiative (WHI) randomized controlled trial [J]. JAMA, 2002, 288 (3): 321-333.

[5] MAALOUF N M, SATO A H, WELCH B J, et al. Postmenopausal hormone use and the risk of nephrolithiasis: results from the Women's Health Initiative hormone therapy trials [J]. Arch Intern Med, 2010, 170 (18): 1678-1685.

[6] DELMAS P D, BJARNASON N H, MITLAK B H, et al. Effects of raloxifene on bone mineral density, serum cholesterol concentrations, and uterine endometrium in postmenopausal women [J]. N Engl J Med, 1997, 337 (23): 1641-1647.

[7] SELANDER K S, MONKKONEN J, KARHUKORPI E K, et al. Characteristics of clodronate-induced apoptosis in osteoclasts and macrophages [J]. Mol Pharmacol, 1996, 50 (5): 1127-1138.

[8] CARANO A, TEITELBAUM S L, KONSEK J D, et al. Bisphosphonates directly inhibit the bone resorption activity of isolated avian osteoclasts in vitro [J]. J Clin Invest, 1990, 85 (2): 456-461.

[9] ROGERS M J, GORDON S, BENFORD H L, et al. Cellular and molecular mechanisms of action of bisphosphonates [J]. Cancer, 2000, 88 (12Suppl.): 2961-2978.

[10] MCCLUNG M, HARRIS S T, MILLER P D, et al. Bisphosphonate therapy for osteoporosis: benefits, risks, and drug holiday [J]. Am J Med, 2013, 126 (1):

13 – 20.

[11] JANOVSKA Z. Bisphosphonate-related osteonecrosis of the jaws. A severe side effect of bisphosphonate therapy [J]. Acta Medica (Hradec Kralove), 2012, 55 (3): 111 – 115.

[12] WARSHAFSKY B, AUBIN J E, HEERSCHE J N. Cytoskeleton rearrangements duringcalcitonin-induced changes in osteoclast motility in vitro [J]. Bone, 1985, 6 (3): 179 – 185.

[13] LAKKAKORPI P T, VAANANEN H K. Calcitonin, prostaglandin E2, and dibutyryl cyclic adenosine 3′, 5′-monophosphate disperse the specific microfilament structure in resorbing osteoclasts [J]. J Histochem Cytochem, 1990, 38 (10): 1487 – 1493.

[14] YUMITA S, NICHOLSON G C, ROWE D J, et al. Biphasic effect of calcitonin on tartrate-resistant acid phosphatase activity in isolated rat osteoclasts [J]. J Bone Miner Res, 1991, 6 (6): 591 – 597.

[15] ZAIDI M, INZERILLO A M, MOONGA B S, et al. Forty years of calcitonin-where are we now? A tribute to the work of Iain Macintyre, FRS [J]. Bone, 2002, 30 (5): 655 – 663.

[16] OVERGAARD K, LINDSAY R, CHRISTIANSEN C. Patient responsiveness to calcitonin salmon nasal spray: a subanalysis of a 2-year study [J]. Clin Ther, 1995, 17 (4): 680 – 685.

[17] LEWIECKI E M. Denosumab: an investigational drug for the management of postmenopausal osteoporosis [J]. Biologics, 2008, 2 (4): 645 – 653.

[18] CANALIS E. New treatment modalities in osteoporosis [J]. Endocr Pract, 2010, 16 (5): 855 – 863.

[19] TILMAN D R, SUNDEEP K, LORENZ C H. Osteoporosis: now and the future [J]. Lancet, 2011, 377: 1276 – 1287.

[20] DEAL C, GIDEON J. Recombinant human PTH 1 – 34 (Forteo): an anabolic drug for osteoporosis [J]. Cleve Clin J Med, 2003, 70 (7): 585 – 586, 589 – 590, 592 – 594.

[21] BRIXEN K T, CHRISTENSEN P M, EJERSTED C, et al. Teriparatide (biosynthetic human parathyroid hormone 1 – 34): a new paradigm in the treatment of osteoporosis [J]. Basic Clin Pharmacol Toxicol, 2004, 94 (6): 260 – 270.

[22] HORWITZ M J, TEDESCO M B, GUNDBERG C, et al. Short-term, high-dose parathyroid hormone-related protein as a skeletal anabolic agent for the treatment of postmenopausal osteoporosis [J]. J Clin Endocrinol Metab, 2003, 88 (2): 569 – 575.

[23] NEER R M, ARNAUD C D, ZANCHETTA J R, et al. Effect of parathyroid hormone (1 – 34) on fractures and bone mineral density in postmenopausal women with osteoporosis [J]. N Engl J Med, 2001, 344 (19): 1434 – 1441.

[24] JILKA R L, WEINSTEIN R S, BELLIDO T, et al. Increased bone formation by prevention of osteoblast apoptosis with parathyroid hormone [J]. J Clin Invest, 1999, 104 (4): 439 – 446.

[25] ISOGAI Y, AKATSU T, ISHIZUYA T, et al. Parathyroid hormone regulates osteoblast differentiation positively or negatively depending on the differentiation stages [J]. J Bone Miner Res, 1996, 11 (10): 1384 – 1393.

[26] ISHIZUYA T, YOKOSE S, HORI M, et al. Parathyroid hormone exerts disparate effects on osteoblast differentiation depending on exposure time in rat osteoblastic cells [J]. J Clin Invest, 1997, 99 (12): 2961 – 2970.

[27] VAHLE J L, SATO M, LONG G G, et al. Skeletal changes in rats given daily subcutaneous injections of recombinant human parathyroid hormone (1 – 34) for 2 years and relevance to human safety [J]. Toxicol Pathol, 2002, 30 (3): 312 – 321.

[28] BREWER L, WILLIAMS D, MOORE A. Current and future treatment options in osteoporosis [J]. Eur J Clin Pharmacol, 2011, 67 (4): 321 – 331.

[29] WEISS I M, KAUFMANN S, MANN K, et al. Purification and characterization of perlucin and perlustrin, two new proteins from the shell of the mollusc Haliotis laevigata [J]. Biochem Biophys Res Commun, 2000, 267 (1): 17 – 21.

[30] SHAFFER T E, IONESCU ZANETTI C, PROKSCH R, et al. Does abalone nacre form by heteroepitaxial nucleation or by growth through mineral bridges? [J]. Chem. Mater, 1997, 9: 1731 – 1740.

[31] SUDO S, FUJIKAWA T, NAGAKURA T, et al. Structure of mollusk shell framework proteins [J]. Nature, 1997, 387: 563 – 564.

[32] MIYASHITA T, TAKAGI R, OKUSHIMA M, et al. Complementary DNA cloning and characterization of Pearlin, a new class of matrix protein in the nacreous layer of oyster pearls [J]. Mar Biotechnol (NY), 2000, 2 (5): 409 – 418.

[33] SAMATA T, HAYASHI N, KONO M, et al. A new matrix protein family related to the nacreous layer formation of *Pinctada* fucata [J]. FEBS Lett, 1999, 462 (1/2): 225 – 229.

[34] SUZUKI M, MURAYAMA E, INOUE H, et al. Characterization of prismalin-14, a novel matrix protein from the prismatic layer of the Japanese pearl oyster (*Pinctada fucata*) [J]. Biochem J, 2004, 382 (Pt 1): 205 – 213.

[35] ZHANG Y, XIE L, MENG Q, et al. A novel matrix protein participating in the na-

cre framework formation of pearl oyster, *Pinctada* fucata [J]. Comp Biochem Physiol B Biochem Mol Biol, 2003, 135 (3): 565 – 573.

[36] KONO M, HAYASHI N, SAMATA T. Molecular mechanism of the nacreous layer formation in *Pinctada* maxima [J]. Biochem Biophys Res Commun, 2000, 69 (1): 213 – 218.

[37] SUZUKI M, SARUWATARI K, KOGURE T, et al. An acidic matrix protein, Pif, is a key macromolecule for nacre formation [J]. Science, 2009, 325 (5946): 1388 – 1390.

[38] WEINER S, HOOD L. Soluble protein of the organic matrix of mollusk shells: a potential template for shell formation [J]. Science, 1975, 190 (4218): 987 – 989.

[39] GIUSEPPE F, SHIRA A, STEVE W, et al. Control of aragonite or calcite polymorphism by mollusk shell macromolecules [J]. Science, 1996, 271 (5245): 67 – 69.

[40] BELCHER A M, WU X H, CHRISTENSEN R J, et al. Control of crystal phase switching and orientation by soluble mollusk-shell proteins [J]. Nature, 1996, 381: 56 – 58.

[41] CHEN L, XIE L, DAI Y, et al. Cloning and characterization of an mRNA encoding a novel G protein alpha-subunit abundant in mantle and gill of pearl oyster *Pinctada* fucata [J]. Comp Biochem Physiol B Biochem Mol Biol, 2004, 139 (4): 669 – 679.

[42] CHEN L, XIE L, XIONG X, et al. Cloning and characterization of a novel G protein beta-subunit of pearl oyster (*Pinctada* fucata), and its interaction sites with calmodulin [J]. Comp Biochem Physiol B Biochem Mol Biol, 2005, 142 (2): 142 – 152.

[43] HUANG J, ZHANG C, MA Z, et al. A novel extracellular EF-hand protein involved in the shell formation of pearl oyster [J]. Biochim Biophys Acta, 2007, 1770 (7): 1037 – 1044.

[44] YAN Z, FANG Z, MA Z, et al. Biomineralization: functions of calmodulin-like protein in the shell formation of pearl oyster [J]. Biochim Biophys Acta, 2007, 1770 (9): 1338 – 1344.

[45] XIONG X, FENG Q, CHEN L, et al. Cloning and characterization of an IKK homologue from pearl oyster, *Pinctada* fucata [J]. Dev Comp Immunol, 2008, 32 (1): 15 – 25.

[46] LAMGHARI M, ALMEIDA M J, BERLAND S, et al. Stimulation of bone marrow cells and bone formation by nacre: in vivo and in vitro studies [J]. Bone, 1999, 25 (2): 91 – 94.

[47] 刘金标，廉维，陈建庭，等. 珍珠层/聚乳酸重组人工骨修复动物骨干缺损的实验研究 [J]. 第一军医大学学报，2004，24（9）：1029-1036.

[48] ATLAN G, BALMAIN N, BERLAND S, et al. Reconstruction of human maxillary defects with nacre powder: histological evidence for bone regeneration [J]. CR Acad Sci Ⅲ, 1997, 320 (3): 253-258.

[49] SILVE C, LOPEZ E, VIDAL B, et al. Nacre initiates biomineralization by human osteoblasts maintained in vitro [J]. Calcif Tissue Int, 1992, 51 (5): 363-369.

[50] ATLAN G, BALMAIN N, BERLAND S, et al. Reconstruction of human maxillary defects with nacre powder: histological evidence for bone regeneration [J]. CR Acad Sci Ⅲ, 1997, 320 (3): 253-258.

[51] KIM Y W, KIM J J, KIM Y H, et al. Effects of organic matrix proteins on the interfacial structure at the bone-biocompatible nacre interface in vitro [J]. Biomaterials, 2002, 23 (9): 2089-2096.

[52] 陈许剑，李成，李婷. 珍珠活性蛋白抗骨质疏松的实验研究 [J]. 中药材，2004，27（5）：363-365.

[53] ALMEIDA M J, MILET C, PEDUZZI J, et al. Effect of water-soluble matrix fraction extracted from the nacre of *Pinctada* maxima on the alkaline phosphatase activity of cultured fibroblasts [J]. J Exp Zool, 2000, 288 (4): 327-334.

[54] MOURIES L P, ALMEIDA M J, MILET C, et al. Bioactivity of nacre water-soluble organic matrix from the bivalve mollusk *Pinctada* maxima in three mammalian cell types: fibroblasts, bone marrow stromal cells and osteoblasts [J]. Comp Biochem Physiol B Biochem Mol Biol, 2002, 132 (1): 217-229.

[55] MOUTAHIR-BELQASMI F, BALMAIN N, LIEBERRHER M, et al. Effect of water soluble extract of nacre (*Pinctada* maxima) on alkaline phosphatase activity and Bcl-2 expression in primary cultured osteoblasts from neonatal rat calvaria [J]. J Mater Sci Mater Med, 2001, 12 (1): 1-6.

[56] SHEN Y, ZHU J, ZHANG H, et al. In vitro osteogenetic activity of pearl [J]. Biomaterials, 2006, 27 (2): 281-287.

[57] LAO Y, ZHANG X, ZHOU J, et al. Characterization and in vitro mineralization function of a soluble protein complex P60 from the nacre of *Pinctada* fucata [J]. Comp Biochem Physiol B Biochem Mol Biol, 2007, 148 (2): 201-208.

[58] 王建钧，陈建庭，杨春露. 珍珠层水溶性基质对兔骨髓基质干细胞 BMP-2 和 Cbfα1 基因表达的影响 [J]. 南方医科大学学报，2007，27（12）：1838-1840.

[59] 杨春露，陈建庭，金大地，等. 珍珠层水溶性提取物对人骨髓基质细胞成骨性分化的诱导作用 [J]. 中国临床解剖学杂志，2007，25（2）：190-193.

[60] WANG X, LIU S, XIE L, et al. *Pinctada* fucata mantle gene 3 (PFMG3) promotes differentiation in mouse osteoblasts (MC3T3-E1) [J]. Comp Biochem Physiol B Biochem Mol Biol, 2011, 158 (2): 173–180.

[61] DUPLAT D, GALLET M, BERLAND S, et al. The effect of molecules in mother-of-pearl on the decrease in bone resorption through the inhibition of osteoclast Cathepsin K [J]. Biomaterials, 2007, 28 (32): 4769–4778.

[62] WANG N, KINOSHITA S, RIHO C, et al. Quantitative expression analysis of nacreous shell matrix protein genes in the process of pearl biogenesis [J]. Comp Biochem Physiol B Biochem Mol Biol, 2009, 154 (3): 346–350.

[63] NOGAWA C, BABA H, MASAOKA T, et al. Genetic structure and polymorphisms of the N16 gene in *Pinctada* fucata [J]. Gene, 2012, 504 (1): 84–91.

[64] KIM I W, DIMASI E, EVANS J S. Identification of mineral modulation sequences within the nacre-associated oyster shell protein, n16 [J]. Crystal growth and design, 2004, 4 (6): 1113–1118.

[65] METZLER R A, EVANS J S, KILLIAN C E, et al. Nacre protein fragment templates lamellar aragonite growth [J]. J Am Chem Soc, 2010, 132: 6329–6334.

[66] 邱明才，戴晨琳. 代谢性骨病学 [M]. 北京：人民卫生出版社，2012.

[67] ROODMAN G D. Mechanisms of bone metastasis [J]. N Engl J Med, 2004, 350 (16): 1655–1664.

[68] NIJWEIDE P J, BURGER E H, FEYEN J H. Cells of bone: proliferation, differentiation, and hormonal regulation [J]. Physiol Rev, 1986, 66 (4): 855–886.

[69] LEE K S, KIM H J, LI Q L, et al. Runx2 is a common target of transforming growth factor beta1 and bone morphogenetic protein 2, and cooperation between Runx2 and Smad5 induces osteoblast-specific gene expression in the pluripotent mesenchymal precursor cell line C2C12 [J]. Mol Cell Biol, 2000, 20 (23): 8783–8792.

[70] SPINELLA JAEGLE S, RAWADI G, KAWAI S, et al. Sonic hedgehog increases the commitment of pluripotent mesenchymal cells into the osteoblastic lineage and abolishes adipocytic differentiation [J]. J Cell Sci, 2001, 114 (11): 2085–2094.

[71] 姚振强，曾才铭. 成骨细胞的特性及起源综述 [J]. 中国修复重建外科杂志，1996, 10 (4): 215–217.

[72] KARTSOGIANNIS V, NG K W. Cell lines and primary cell cultures in the study of bone cell biology [J]. Mol Cell Endocrinol, 2004, 228 (1/2): 79–102.

[73] TEITELBAUM S L, ROSS F P. Genetic regulation of osteoclast development and function [J]. Nat Rev Genet, 2003, 4 (8): 638–649.

[74] ROUSSELLE A V, HEYMANN D. Osteoclastic acidification pathways during bone resorption [J]. Bone, 2002, 30 (4): 533-540.

[75] ATKINS G J, BOURALEXIS S, HAYNES D R, et al. Osteoprotegerin inhibits osteoclast formation and bone resorbing activity in giant cell tumors of bone [J]. Bone, 2001, 28 (4): 370-377.

[76] AKATSU T, TAKAHASHI N, DEBARI K, et al. Prostaglandins promote osteoclastlike cell formation by a mechanism involving cyclic adenosine 3′, 5′-monophosphate in mouse bone marrow cell cultures [J]. J Bone Miner Res, 1989, 4 (1): 29-35.

[77] HSU H, LACEY D L, DUNSTAN C R, et al. Tumor necrosis factor receptor family member RANK mediates osteoclast differentiation and activation induced by osteoprotegerin ligand [J]. Proc Natl Acad Sci USA, 1999, 96 (7): 3540-3545.

[78] LEE J W, AHN J Y, HASEGAWA S, et al. Inhibitory effect of luteolin on osteoclast differentiation and function [J]. Cytotechnology, 2009, 61 (3): 125-134.

[79] YASUDA H, SHIMA N, NAKAGAWA N, et al. Osteoclast differentiation factor is a ligand for osteoprotegerin/osteoclastogenesis-inhibitory factor and is identical to TRANCE/RANKL [J]. Proc Natl Acad Sci USA, 1998, 95 (7): 3597-3602.

[80] KUMEGAWA M, IKEDA E, TANAKA S, et al. The effects of prostaglandin E2, parathyroid hormone, 1, 25 dihydroxycholecalciferol, and cyclic nucleotide analogs on alkaline phosphatase activity in osteoblastic cells [J]. Calcif Tissue Int, 1984, 36 (1): 72-76.

# 第二章 N16蛋白发酵表达体系的构建及抗骨质疏松活性研究

# 第一节 引 言

## 一、珍珠母蛋白 N16 的生物工程表达

N16 是一种珍珠母蛋白，该蛋白可以促进成骨细胞的矿化功能和抑制破骨细胞的溶骨功能，是一种双向调节剂。已有研究表明 N16 蛋白在调控骨重建过程中起着平衡骨吸收和骨形成功能的作用。因此，N16 蛋白作为一种潜在治疗骨质疏松的新药，值得进一步的研究。

本团队在前期研究工作中，从天然珍珠层中提取水溶性蛋白并进行色谱及电泳检测，发现其中含有 N16 蛋白[1]。但在珍珠母水溶性总蛋白中，N16 含量较低，从天然珍珠母中提取纯化 N16 蛋白的方法效率极低、操作步骤烦琐且耗费大量的酸碱试剂，不适合作为药物蛋白制备的大生产工艺。

本团队在前期研究中设计了 N16 蛋白的重组表达方法。以 pET32a 质粒为表达载体，以 BL21 菌种作为表达宿主，分别采用 GST-N16 和 His-N16 两种标签标记的方式进行 N16 蛋白的表达。结果表明，这两种表达方法都成功获得了带有标签的 N16 蛋白，其中，GST-N16 蛋白为包涵体表达，而 His-N16 蛋白为可溶性表达。这两种 N16 表达方法的建立证明了 N16 蛋白重组表达的可行性。但作为药用蛋白，在带有标签的情况下，其蛋白结构与活性是否有所改变无法被证明，因此前期研究中建立的 N16 重组表达体系还需进一步优化。

随着对 N16 蛋白研究的进一步深入，本团队优化了 N16 蛋白的重组表达方法[2]。以大肠杆菌 BL21(DE3)plysS 菌株为宿主菌，采用 pET3a 质粒作为载体，首次在摇瓶水平表达出了 N16 蛋白，并将含有 N16 蛋白的包涵体进行纯化，采用 DEAE 阴离子交换层析和凝胶排阻层析两次蛋白色谱分离的方法，最终得到纯化的 N16 蛋白。该 N16 蛋白纯化方法首次建立了 BL21(DE3)plysS-pET3a-N16 表达体系，沿用了 pET 系列质粒与 BL21(DE3)菌株这一习惯搭配，成功表达出了不带标签的 N16 蛋白。

N16 蛋白制备相关的背景研究为 N16 蛋白的工业化生产制备提供了参考，其中最适用于后续研究 N16 蛋白工业化生产的是 BL21(DE3)plysS-pET3a-N16 表达体系。但是，建立 N16 蛋白的工业化制备方法仍需解决在更大的发酵体系中表达 N16 蛋白的表达体系、发酵条件和纯化方法等工艺问题。

## 二、本章主要的研究内容

本章建立了 BL21(DE3)plysE-pET32a-N16 表达体系,选择 NZCYM 培养基作为发酵基础培养基,以乳糖为发酵补料;在发酵过程中,通过控制培养基的 pH 和溶氧来调控发酵表达。该发酵体系在中试规模上得到了验证,可表达出较高产量的 N16 蛋白。在蛋白纯化方面,采用将阴离子交换层析与凝胶排阻层析串联的方法对 N16 蛋白样品进行纯化,得到纯化后的 N16 样品。本工艺可从每升菌液表达的总蛋白中制备得到 100 mg 目标蛋白,且纯度稳定在 97% 以上。

本章还进一步研究了 N16 蛋白的抗骨质疏松活性,包括:

(1) 评价了 N16 蛋白抑制破骨细胞的药理活性。骨板吸收实验结果表明,N16 可将破骨细胞的骨吸收能力降低至 40%,减少破骨细胞酸性区域,同时降低了组织蛋白酶 K 的活性。

(2) 采用地塞米松诱导的雌性骨质疏松大鼠模型,评价了 N16 蛋白治疗骨质疏松的药理活性。结果显示,N16 蛋白可显著提高骨质疏松大鼠的骨密度和最大力学负荷;降低血清 ALP 水平并提高活性 $VD_3$ 的水平,提示 N16 蛋白可促进成骨功能。

(3) N16 蛋白还可下调血清磷的水平,提示 N16 蛋白可抑制破骨功能。与鲑鱼降钙素(CT)相比,N16 蛋白具有可缓解骨质疏松早期骨质流失的优势;与雷洛昔芬相比,N16 对股骨骨密度的改善效果更好。

## 第二节 N16 蛋白新生物工程制备工艺的构建

### 一、BL21(DE3)plysS-pET3a-N16 表达体系在 5 L 发酵水平的验证

本团队前期构建了 BL21(DE3)plysS-pET3a-N16 表达体系[2],该表达体系适用于 N16 蛋白的重组表达,并可在摇瓶水平上稳定表达。本节在建立 N16 蛋白 5 L 发酵水平的表达工艺时,首先采用 BL21(DE3)plysS-pET3a-N16 表达体系,在其摇瓶表达条件确定的基础上,将该表达体系放大至 5 L 发酵表达体系,以验证其可行性。然后,优化其发酵表达的条件,使该表达体系能在放大的发酵体系中稳定、高产地表达出 N16 蛋白。

## 第二章 N16蛋白发酵表达体系的构建及抗骨质疏松活性研究

【实验材料】

(一) 仪器设备

电热恒温水浴锅（上海一恒，型号 HWS24）；电子天平（Acculab，型号 ALC – 210.4）；超低温冰箱（Forma，型号 725 – 86C）；凝胶电泳设备（Bio – Rad，型号 Mini – Protean 3 Cell）；凝胶脱色摇床（Memmer）；高温高压灭菌锅（HVE – 50）；凝胶扫描仪（Gene Genius Bio）；超声细胞破碎仪（Sonics，型号 VC800）；磁力搅拌器（德国 IKA，型号 RCT Basic）；恒温摇床（上海智成，型号 ZHWY – 111B）；恒温培养箱（Yamato，IC612C）；pH 酸度计（雷磁，PHS25）；离心机（Eppendorf，5430R）；超纯水机（Sartorius）；微生物发酵罐（Biostat，规格 5 L）。

(二) 试剂材料

N16（GeneBank access，KJ078646）的表达载体 pET3a-N16 由香港中文大学邵鹏柱教授实验室提供，N16 序列插入 *NdeI* 和 *BamHI* 这两个酶切位点；胰蛋白胨（生工，货号：A505250 – 0500）；酵母粉（Oxoid，货号：LP0021）；氯霉素（Chol，Ruibio，货号：C0514），使用前以无水乙醇配制成 50 mg/mL 储备液，– 20 ℃ 保存；氨苄青霉素（Amp，Ruibio，货号：A6525），使用时以超纯水配制成 50 mg/mL 储备液，以 0.2 μm 微孔滤膜过滤除菌，– 20 ℃ 保存；NaCl（天津大茂，级别 AR）；葡萄糖（Ruibio，货号：G7150）；LB Argar（生工，货号：SD – 7003 – 250），使用时称取 35 g LB Argar，溶于 1 L 超纯水中，采用高温高压灭菌（121 ℃，20 min），灭菌后取出室温冷却，至 50 ℃ 左右（混匀后不烫手）时加入氨苄青霉素和氯霉素，使其终浓度为 50 μg/mL，于超净工作台中快速倒板，大约 15 min 后，待其凝固并冷却后，4 ℃ 保存；微孔滤膜（Millpore，规格 0.22 μm、0.45 μm）；IPTG（碧云天，货号：ST098），使用时以超纯水配制成 1.0 mol/L 储备液，以 0.22 μm 微孔滤膜过滤，– 20 ℃ 保存；SDS-PAGE 电泳缓冲液（碧云天，货号：P0014），使用时以 1 L 超纯水溶解；SDS-PAGE 电泳上样缓冲液（碧云天，货号：P0015L）；考马斯亮蓝 R250（Amrsco，货号：0472），使用时称取考马斯亮蓝 1 g，加入 450 mL 无水乙醇，加入 450 mL 超纯水及 100 mL 冰醋酸，混匀后过滤备用；SDS-PAGE 脱色液（其配方为：乙醇 40%，冰醋酸 10%，剩余为去离子水）；SDS-PAGE 蛋白 Marker（Thermofisher，货号：26616）；SDS-PAGE 预制胶（碧云天，货号：P0055），为 15% 的分离胶和 5% 的浓缩胶。

## 【实验部分】

### （一）转化实验

转化实验采用热激法，将 pET3a-N16 导入 BL21(DE3)plysS 菌株中，具体如下：于 -80 ℃ 超低温冰箱中取出 BL21(DE3)pLysS 感受态菌株，-20 ℃ 冰箱中取出表达载体，置于冰上融解；待两者完全融解后，吸取表达载体 1 μL 加入菌中，小心混匀后，冰上放置 20 min；然后以 42 ℃ 水浴加热 2 min，迅速复置于冰上，恢复 10 min；最后将转化后的菌液均匀涂布于 LB 琼脂培养皿，37 ℃ 过液培养。

### （二）种子培养基

转化实验后的第二天，从平板上挑取单菌落，接种至含 50 μg/mL 氨苄青霉素和氯霉素的 LB 培养基中，置于摇床上过液培养（37 ℃，220 r/min）。

### （三）发酵罐系统灭菌

按发酵罐系统的要求接好各管路系统，然后将发酵罐体系高温高压灭菌（121 ℃，20 min），待罐体冷却后取出，备用。

### （四）接种、培养和诱导表达

将发酵罐体系连接好温度电极、pH 电极和溶氧电极，并连通空气进出管路；将通气量调为 8 档，转速为 800 r/min 时设置溶氧为 100%。停止通入空气，于基础培养基中添加氨苄青霉素（50 μg/mL）、氯霉素（50 μg/mL）及少量消泡剂（小于 1.0 mL）；然后接种种子菌液 150 mL，按不同发酵条件开始发酵。发酵时温度设置为 37 ℃，初始转速 350 r/min，发酵开始后 16 h 提升转速至 500 r/min。当菌体生长即将进入平台期时，加入 IPTG 使其终浓度为 1.0 mmol/L，进行诱导表达，诱导后 6~8 h 即离心收集菌体。

### （五）补料葡萄糖对 BL21(DE3)plysS-pET3a-N16 表达体系表达 N16 蛋白的影响

在 LB 培养基中加入氨苄青霉素和氯霉素，分别加入 0%、0.1% 和 1% 的葡萄糖，然后将 BL21(DE3)plysS-pET3a-N16 表达体系接种于不同的培养基。37 ℃，220 r/min 培养至 $OD_{600}$ 约为 0.6，加入 IPTG 使其终浓度为 1.0 mmol/L，进行诱导表达。培养过液后收集菌体。

## 【实验结果】

### (一) BL21(DE3)plysS-pET3a-N16 表达体系 5 L 发酵水平的验证

实验采用 BL21(DE3)plysS-pET3a-N16 表达体系,在 5 L 发酵系统中验证其发酵表达的可行性。实验中采用葡萄糖作为常规发酵补料,因此在其基础培养基中加入少量葡萄糖,使其终浓度为 0.5%;后续补料采用 pH 为 7.0 的调控方式添加葡萄糖补料,以保持碳源充足但不过多。实验结果如图 2-1 所示,泳道 1 为种子培养液诱导后的蛋白表达情况,泳道 2~5 为种子培养液接种至发酵罐中的蛋白表达情况。通过对比泳道 2~5 与泳道 1 可以发现,泳道 2~5 中的 N16 蛋白的条带明显减弱,表明当表达体系扩大至 5 L 发酵水平时,N16 蛋白的表达效率明显降低,因此该表达体系在 5 L 发酵水平的表达条件需要优化。

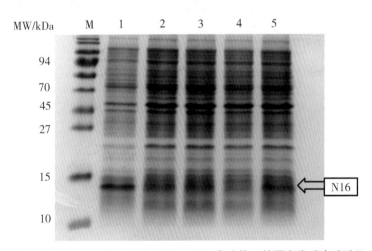

图 2-1 BL21(DE3)plysS-pET3a-N16 表达体系的蛋白发酵表达验证

注:泳道"M"代表蛋白 Marker,泳道 1 代表种子液诱导后的蛋白表达,泳道 2~5 分别代表发酵表达加入 IPTG 诱导后所取的发酵样品,诱导时间分别为 2 h、3 h、4 h、5 h。

### (二) 葡萄糖对 BL21(DE3)plysS-pET3a-N16 表达体系表达 N16 蛋白的影响

根据上述实验结果可以发现,随着发酵过程中菌体的生长,其外源蛋白的表达降低。文献报道,工业生产水平的表达中 N16 蛋白的表达降低的一个重要原因是补料加入的葡萄糖抑制了乳糖操纵子的功能[3-4]。因此,本节实验考察葡萄糖对 BL21(DE3)plysS-pET3a-N16 表达体系表达 N16 蛋白的影响,结果如图 2-2 所示。通过对比泳道 1 和 2 可发现,在 BL21(DE3)plysS-pET3a-N16 表达体系接种于 LB 培养基后,菌体都可表达 N16 蛋白,表明该表达体系不受 IPTG 的调控。另外,通过泳道 3~4 与泳道 2 的对比,可以发现在泳道 3~4 中 N16 蛋白的表达降低,表明葡萄糖抑制了 N16 蛋白的表达。因此,用于 BL21(DE3)plysS-pET3a-N16 表达体系的发酵补料不再使用葡萄糖。

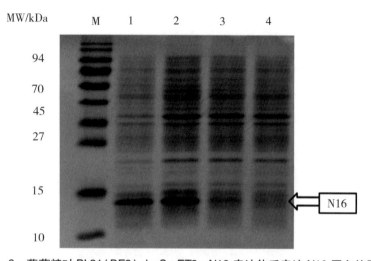

**图 2-2  葡萄糖对 BL21(DE3)plysS-pET3a-N16 表达体系表达 N16 蛋白的影响**

注:泳道"M"代表蛋白 Marker,泳道 1 代表诱导前的蛋白表达,泳道 2~4 分别代表发酵表达菌体在含 0%、0.1% 和 1% 的葡萄糖培养基中,加入 IPTG 诱导后的蛋白表达。

## (三) BL21(DE3)plysS-pET3a-N16 表达体系去除补料步骤的 5 L 发酵水平验证

根据葡萄糖对 BL21(DE3)plysS-pET3a-N16 表达体系表达 N16 蛋白的影响的实验结果,可以发现葡萄糖会显著抑制 BL21(DE3)plysS-pET3a-N16 表达体系表达 N16 蛋白。因此,本节实验采用不补料的方式进行发酵,只对摇瓶表达的方法进行体系上的单纯扩大,考察该表达体系在去除补料步骤的 5 L 发酵体系中能否正常表达 N16 蛋白,结果如图 2-3 所示。通过观察泳道 1~6,可以发现 N16 蛋白的表达量逐渐降低,表明当不加入葡萄糖进行发酵体系的实验时,BL21(DE3)plysS-pET3a-N16 表达体系的 N16 蛋白表达仍会随着菌体的生长而降低。将泳道 1~6 与泳道 7 对比,可知该表达体系在摇瓶中保持的 N16 蛋白表达量,在体系扩大的过程中逐渐消失。结果表明,该表达体系不适用于 5 L 发酵体系。

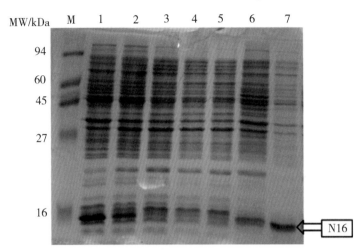

**图 2-3 不加入补料的 BL21(DE3)plysS-pET3a-N16 发酵水平表达验证**

注：泳道"M"代表蛋白 Marker，泳道 1~6 代表诱导后小时数时所取发酵样品的蛋白表达，泳道 7 代表种子培养液诱导后的蛋白表达。

## （四）小结

本节实验采用 BL21(DE3)plysS-pET3a-N16 表达体系，考察该表达体系在 5 L 发酵体系上发酵表达 N16 蛋白是否可行。结果显示，该体系不够稳定，需对其作出发酵条件的优化才有可能符合 5 L 发酵水平表达的要求。葡萄糖对 BL21(DE3)plysS-pET3a-N16 表达体系表达 N16 蛋白影响的实验结果表明，葡萄糖是该表达体系在发酵系统中蛋白表达降低的一个重要因素；但是在排除了该因素后，以去除补料步骤的发酵方法进行该表达体系的 5 L 发酵水平表达验证，发现 N16 蛋白的表达仍受到抑制，结果表明该表达体系在放大过程中 N16 蛋白的表达量会降低。

BL21(DE3)plysS-pET3a-N16 表达体系在摇瓶水平可以很好地表达 N16 蛋白，但无论是否加入 IPTG 进行诱导，N16 蛋白都可表达，结果表明该表达体系的乳糖操纵子的调控可能已失效，这也说明该表达体系的调控表达的元件并不如理论上精细。虽然根据已有的实验结果无法从分子机制层面阐明该表达体系为何会出现调控表达失败，但是该结果表明，BL21(DE3)plysS-pET3a-N16 表达体系在发酵系统放大时 N16 蛋白的表达会降低。因此，该表达系统不适用于 N16 蛋白 5 L 发酵水平的表达工艺。

虽然本节实验否定了 BL21(DE3)plysS-pET3a-N16 表达体系在中试发酵体系中的适用性，但是根据 BL21(DE3)plysS-pET3a-N16 表达体系放大实验的结果可知，用于中试发酵水平发酵表达的表达体系表达外源蛋白是需要可受诱导剂调控的。如果一个表达体系表达外源蛋白不受诱导剂调控，那么在发酵体系进行放大实验时，其菌体生长和外源蛋白的表达之间的平衡就无法控制，最终导致在摇瓶水平中可稳定表达的外源蛋白,在中试发酵水平的表达中受到抑制。

## 二、N16 蛋白新表达体系的构建及表达条件优化

根据对 BL21(DE3)plysS-pET3a-N16 表达体系在 5 L 发酵水平上发酵表达的结果,可知原有表达体系即 BL21(DE3)plysS-pET3a-N16 还存在许多缺陷,不适用于中试发酵水平的生产。因此,需要构建新的 N16 蛋白生物工程表达体系,使其符合中试发酵水平生产的要求。

要使新表达体系满足中试发酵水平生产的条件,而不仅仅停留于摇瓶小试水平的表达,就需要筛选出一个全新的、符合条件的表达体系;然后根据此表达体系优化其生长与表达条件,这些条件包括基础培养基的选择、补料碳源的选择、诱导时间点的选择及微量元素的影响。

首先,我们需要筛选出一个表达体系,该表达体系必须具备表达量高及 N16 蛋白表达可受 IPTG 调控两个条件。表达量高是为了保证发酵产量,N16 蛋白表达可受 IPTG 调控是为了保证发酵的稳定。因为宿主菌的生长与外源蛋白的表达是相互影响的,若不可调控,则可能出现菌体生长迅速但表达效率低下或者单菌表达效率极高但菌体生长缓慢的情况,无论哪种情况出现,都会影响发酵表达的产量。因此,选择一个合适的、符合条件的表达体系很重要。在此次筛选中,考虑高表达效率及商业化宿主菌易培养这两个方面,我们仍旧计划采用 pET 系列质粒。pET 系列质粒采用 T7 强启动子,对外源蛋白的表达具有增强作用[4],因此在同等条件下,从中选取的质粒可能具有较高的表达效率;另外,pET 系列质粒遗传背景清晰,且相关位点操作流程简便,又有对应的商业化宿主菌种,发酵培养相对方便。本团队选取的质粒具体为 pRHis、pET28a 和 pET32a[5]质粒,并以原载体 pET3a 作为对照;另外,原表达体系选择的宿主菌为 BL21(DE3)plysS 菌株,在本节实验中改良为调控表达更为严格的 BL21(DE3)plysE 菌株。在构建新表达体系后,进行不同表达体系表达力的测试,把表达量及表达的严格调控作为评判依据。

基础培养基的选择是发酵成功与否的重要条件。基础培养基中含有的各类营养物质和元素会对菌体的生长及外源蛋白的表达起到决定作用。氮源可影响菌体的生长及外源蛋白的表达,过高则生长过于旺盛导致表达效率低下,过低则不但生长缓慢且有可能导致菌体蛋白溶解;另外,碳源不足则菌体生长密度过低,影响产量;除此之外,另有一些元素可调节菌体的生长与代谢过程,例如镁离子($Mg^{2+}$)。适用于大肠杆菌的培养基分为天然培养基与非天然培养基两种,一般天然培养基营养相对丰富。LB 培养基为摇瓶小试中最常用的培养基,原有的 N16 的生物工程表达体系所用的基础培养基即为 LB 培养基。之前的实验证明,LB 培养基适合作为大肠杆菌发酵培养的基础培养基;但是在实际工业生产中,基础培养基多有改良,以便适用于不同的表达体系。以 LB 培养基作为对照,我们试验了 TB[6]、M9[7]、SOB、

GYT[8]、2×YT[9]和NZCYM等常用培养基对新表达体系的影响,并从中选择最优的基础培养基。

在大肠杆菌的发酵过程中,除了基础培养基外,另一影响发酵产量及稳定性的要素为补料碳源。在发酵过程中,宿主菌既需保持适度的生长以提高产量,又不可生长得太过旺盛,以免产生过多的次级代谢产物(如乙酸)[10]而抑制外源蛋白的表达。因此,补料碳源的选择就显得尤为重要。葡萄糖、乳糖[11]及甘油[12]为大肠杆菌发酵中最常用的单糖补料碳源,使用方便且成本低廉,因此考察3种单糖碳源对N16蛋白表达体系的影响,并选择最合适的碳源为后续发酵所用。

诱导时间点的选择是进行中试发酵水平实验前又一需要确定的条件。一般小试摇瓶中进行蛋白表达,诱导剂(IPTG)的加入时间点选择为菌体$OD_{600}$提升至0.6左右,即进入菌体生长状态良好的指数增长期。然而,实际工业大规模发酵中,一般将诱导时间点选择至即将进入生长平台期时。小试摇瓶发酵的水平,菌体浓度较低,一般菌体生长最终$OD_{600}$在3~5之间;而工业发酵条件下,各项条件都优于摇瓶水平,菌体生长的指数期较长,如果仍然选择菌体刚进入指数增长期即进行外源蛋白的表达,极有可能抑制菌体本身的生长,从而影响最终产量。因此,本次实验也将诱导时间点的选择列入考察范围。

最后一项可在进行中试发酵水平发酵之前进行的实验就是考察微量元素对宿主菌生长与外源蛋白表达的影响。常用于大肠杆菌中试发酵水平的微量元素包括Fe、Al、B、Cu、Mn、Mo、Ca及Zn等元素[13],在不同的发酵体系中加入合适浓度的不同元素,可起到促进菌体生长或提高表达量的作用;也有一部分发酵工艺是通过添加全元素来实现提高产量的。因此,微量元素对于大肠杆菌表达体系是比较重要的,若能通过实验筛选出有正向作用的微量元素,则可提高表达蛋白的产量。

总之,本实验从筛选表达体系、筛选基础培养基、选择补料碳源、确定诱导时间及检测微量元素对表达系统的影响这五个方面展开,以奠定该表达体系与基本表达条件的发酵生产的基础。

【实验材料】

(一)仪器设备

电热恒温水浴锅(上海一恒,型号HWS24);电子天平(Acculab,型号ALC-210.4);超低温冰箱(Forma,型号725-86C);凝胶电泳设备(Bio-Rad,型号Mini-Protean 3 Cell);凝胶脱色摇床(广州深华);高温高压灭菌锅(HVE-50);凝胶扫描仪(Gene Genius Bio);超声细胞破碎仪(Sonics,型号VC800);磁力搅拌器(德国IKA,型号RCT Basic);恒温摇床(上海智成,型号ZHWY-111B);恒温培养箱(Yamato,IC612C);pH酸度计(雷磁,PHS25);离心机(Eppendorf,5430R);超纯水机(Sartorius)。

## (二) 试剂材料

胰蛋白胨（生工，货号：A505250-0500）；酵母粉（Oxoid，货号：LP0021）；$KH_2PO_4$（天津大茂，级别 AR）；$K_2HPO_4$（天津大茂，级别 AR）；$MgSO_4 \cdot 7H_2O$（天津大茂，级别 AR）；$CaCl_2 \cdot 6H_2O$（天津大茂，级别 AR）；$Na_2HPO_4$（天津大茂，级别 AR）；$NH_4Cl$（天津大茂，级别 AR）；KCl（天津大茂，级别 AR）；$MgCl_2$（天津大茂，级别 AR）；NaCl（天津大茂，级别 AR）；甘油（天津大茂，AR 级别）；N-Z 胺（Sigma，货号：C0626-250 g）；酸水解酪蛋白（远慕生物，BR 级别，货号：65072-00-6）；氯霉素（Cho，Sigma，货号：C0857），使用时以无水乙醇配制成 50 mg/mL 储备液，-20 ℃ 保存；氨苄青霉素（Amp，碧云天，货号：ST007），使用时以去离子水配制成 50 mg/mL 储备液，以 0.2 μm 微孔滤膜过滤除菌，-20 ℃ 保存；卡那霉素（Kan，碧云天，货号：ST101），使用时以去离子水配制成 50 mg/mL 储备液，以 0.2 μm 微孔滤膜过滤除菌，-20 ℃ 保存；葡萄糖（Ruibio，货号：G7150）；乳糖（Ruibio，货号：L7146）；LB Argar（生工，货号：SD-7003-250），使用时（按 1 L 配制）称取 35 g LB Argar，溶于 1 L 超纯水中，采用高温高压灭菌（121 ℃，20 min），灭菌后取出室温冷却，至 50 ℃ 左右（混匀后不烫手）时加入氨苄青霉素和氯霉素，使其终浓度为 50 μg/mL，于超净工作台中快速倒板，大约 15 min，待其凝固并冷却后，4 ℃ 保存；微孔滤膜（Millpore，规格 0.22 μm、0.45 μm）；IPTG（碧云天，货号：ST098），使用时以超纯水配制成 1.0 mol/L 储备液，以 0.22 μm 微孔滤膜过滤，-20 ℃ 保存；SDS-PAGE 电泳缓冲液（碧云天，货号：P0014），使用时以 1 L 去离子水溶解；SDS-PAGE 电泳上样缓冲液（碧云天，货号：P0015L）；考马斯亮蓝 R250（Amrsco，货号：0472），使用时称取考马斯亮蓝 R250 1 g，加入 450 mL 无水乙醇，加入 450 mL 超纯水及 100 mL 冰醋酸，混匀后过滤备用；SDS-PAGE 脱色液（其配方为：乙醇 40%，冰醋酸 10%，剩余为超纯水）；SDS-PAGE 蛋白 Marker（Thermofisher，货号：26616）；SDS-PAGE 预制胶（碧云天，货号：P0055），为 15% 的分离胶和 5% 的浓缩胶。各培养基配方如表 2-1 所示。

表 2-1 不同培养基成分列表

| 成分/g | 培养基 | | | | | | |
|---|---|---|---|---|---|---|---|
| | LB | TB | M9 | GYT | SOB | 2×YT | NZCYM |
| 胰蛋白胨 | 10 | 12 | — | 2.5 | 20 | 16 | — |
| 酵母粉 | 5 | 24 | — | 1.5 | 5 | 10 | 5 |
| NaCl | 10 | — | 0.5 | — | 0.6 | 5 | 5 |
| $KH_2PO_4$ | — | 2.31 | 3 | — | — | — | — |
| $K_2HPO_4$ | — | 12.54 | — | — | — | — | — |

续上表

| 成分/g | 培养基 | | | | | | |
|---|---|---|---|---|---|---|---|
| | LB | TB | M9 | GYT | SOB | 2×YT | NZCYM |
| $MgSO_4 \cdot 7H_2O$ | — | — | 0.49 | — | — | — | 2 |
| $CaCl_2 \cdot 6H_2O$ | — | — | 0.02 | — | — | — | — |
| $Na_2HPO_4$ | — | — | 12.8 | — | — | — | — |
| $NH_4Cl$ | — | — | 1 | — | — | — | — |
| KCl | — | — | — | — | 0.19 | — | — |
| $MgCl_2$ | — | — | — | — | 0.95 | — | — |
| N-Z 胺 | — | — | — | — | — | — | 10 |
| 酸水解酪蛋白 | — | — | — | — | — | — | 1 |
| 葡萄糖 | — | — | 4 | — | — | — | — |
| 甘油 | — | 4 | — | 100 | — | — | — |

【实验部分】

(一) 质粒构建

pRHis-N16 由香港中文大学邵鹏柱教授实验室提供，N16 序列插入位点为 NdeI 和 BamHI 两酶切位点；pET3a、pET28a、pET32a 质粒购自 Novagen 公司；双酶切试剂盒及 T4 连接酶试剂盒均购自 NEB 公司。所有双酶切及连接操作均按照试剂盒说明书进行。当 N16 序列插入 pET3a、pET28a 及 pET32a 质粒时，分别采用 NdeI 和 BamHI、NcoI 和 XhoI、NdeI 和 XhoI 酶切位点。

N16 基因序列（NCBI, KJ078646）如下：

```
ATGGCTGTCCATTATAAGTGCGGACGTTACTCATACTGCTGGTTACCCTACGACATAGAGAGACA
GATATGATAACGGTGACAAGAAATGTTGTTTCTGTAGACACGCTTGGTCGCAATGGCAATGTAATGA
GGATGAGAGGTATGAGTGGCTTAGATGTGGAAGGAATTTCTACTCCTTGTGCTGTTACACCGATGAT
GACAACGGTAATGGAAATGGCAACGGTAACGGATTTAATTACCTCAAGTCTTTATATGGAGGTTACG
GAAACGGAAATGGTGAATTCTGGGAAGAGTATATCGATGAACGGTTTGACAATTAA
```

根据其基因序列设计引物 N16F（5′-GGAATTCCATATGGCTGTCCATTATAAGTGC-3′）和 N16R（5′-CGGGATCCTTAATTGTCAAACCGTTC-3′），然后以第一链 cDNA 为模板进行 PCR 扩增；将 PCR 产物进行核酸凝胶电泳，回收 324 bp 处产物；根据质粒选择合适的内酶切进行双酶切，之后以 T4 连接酶接入相应位点。以上操作均参照 NEB 公司双酶切操作试剂盒说明书进行。将构建的质粒进行基因测序，N16 序列与上述 NCBI 收录序列一致。

## (二) 转化实验

转化实验采用热激法，将各不同表达载体导入 BL21(DE3)plysE 菌株中，具体如下：于 -80 ℃ 超低温冰箱中取出 BL21(DE3)pLysE 感受态菌株，-20 ℃ 冰箱中取出表达载体，置于冰上融解；待两者完全融解后，吸取表达载体 1 μL 加入菌中，小心混匀后，冰上放置 20 min；然后以 42 ℃ 水浴加热 2 min，迅速复置于冰上，恢复 10 min；最后将转化后的菌液均匀涂布于 LB 琼脂培养皿，37 ℃ 过液培养。

## (三) 接种、培养及诱导表达

转化实验后的第二天，从平板上挑取单菌落，接种至含相应抗生素的 LB 培养基中，置于摇床上过液培养，具体条件设置为 37 ℃，220 r/min。过液后，将菌液进行扩大培养，待菌液浓度 $OD_{600}$ 至 0.6 时，于培养的菌液中加入 IPTG 诱导 N16 表达，使其终浓度为 1.0 mol/L。重新置于摇床按原条件过液培养。第二天离心收集菌体收集菌体，-20 ℃ 保存。

## (四) 蛋白表达检验

取等体积菌液收集所得的蛋白，以 Tris-HCl 缓冲液（20 mmol/L，pH = 7.4）重悬菌体，充分超声破碎；于样品中加入 5×SDS 蛋白上样缓冲液，于沸水浴中煮沸 5 min 使样品充分变性。最后按电泳泳道上样进行电泳检测。

## 【实验结果】

### (一) N16 蛋白表达体系构建

本实验首先构建了 pRHis-N16、pET3a-N16、pET28a-N16 和 pET32a-N16 4 个表达载体，并选择 BL21(DE3)plysE 菌株作为表达宿主，检测 4 个表达载体的表达效率及稳定性，结果如图 2-4 所示。通过观察泳道"1-""1+""3-"和"3+"可知，BL21(DE3)plysE-pRHis-N16 和 BL21(DE3)plysE-pET28a-N16 表达较低，不适合作为表达体系；通过观察泳道"2-"和"2+"可知，BL21(DE3)plysE-pET3a-N16 在诱导表达前后表达效率相同，表明该表达体系在表达 N16 蛋白时不受 IPTG 调控，不可作为后期中试发酵水平实验的表达体系；通过对比泳道"4-"和"4+"可知，BL21(DE3)plysE-pET32a-N16 表达体系在 IPTG 诱导之前不表达 N16 蛋白，但诱导后又呈现出较高的表达效率，因此可认为该表达体系稳定可控，是这 4 组表达体系中的最优选择。后续实验选取 BL21(DE3)plysE-pET32a-N16 这一表达体系进行表达条件的优化。

第二章　N16蛋白发酵表达体系的构建及抗骨质疏松活性研究 ·55·

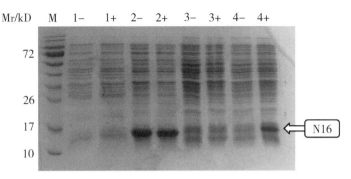

图 2-4　电泳检验不同表达体系的蛋白表达

注：泳道"M"为 Marker；"1-"为 BL21(DE3)plysE-pRHis-N16 诱导前；"1+"为 BL21(DE3)plysE-pRHis-N16 诱导后；"2-"为 BL21(DE3)plysE-pET3a-N16 诱导前；"2+"为 BL21(DE3)plysE-pET3a-N16 诱导后；"3-"为 BL21(DE3)plysE-pET28a-N16 诱导前；"3+"为 BL21(DE3)plysE-pET28a-N16 诱导后；"4-"为 BL21(DE3)plysE-pET32a-N16 诱导前；"4+"为 BL21(DE3)plysE-pET32a-N16 诱导后。

（二）N16 蛋白表达基础培养基筛选

适合大肠杆菌生长及表达的培养基种类较多，从中选取相对合适的培养基可以作为提高表达产量的一种方法。本实验选取 LB、TB、M9、SOB、GYT、2×YT 和 NZCYM 等常用培养基作为研究对象，结果如图 2-5 所示。通过对比"NZ"至"TB"这 7 个泳道的蛋白表达情况可知，在 BL21(DE3)plysE-pET32a-N16 单菌落接种于不同培养基诱导后，其生长及表达情况差异明显。通过泳道"GYT""M9"和"TB"显示的蛋白表达情况可知，当宿主菌处在 M9、GYT 和 TB 培养基条件时，N16 蛋白的表达消失，因此这 3 种培养基不适合用作表达培养基。通过对比泳道"NZ""LB""SOB"和"2YT"的 14 kDa 处条带可知，当宿主菌处在 LB、SOB、

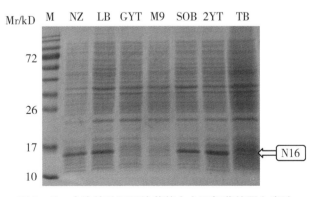

图 2-5　电泳检验不同培养基中大肠杆菌的蛋白表达

注：泳道"M"为蛋白 Marker；"NZ"为 NZCYM 培养基；"LB"为 LB 培养基；"GYT"为 GYT 培养基；"M9"为 M9 培养基；"SOB"为 SOB 培养基；"2YT"为 2×YT 培养基；"TB"为 TB 培养基。

2×YT 及 NZCYM 培养基条件时，N16 蛋白表达效率相同，且都较高；但对比各组除 14 kDa 处以外的条带可以发现，当宿主菌处于 NZCYM 培养基时，表达的非目标蛋白比其他三者的更少。因此，当选择 NZCYM 作为基础培养基时，不但 N16 蛋白的表达稳定高效，而且杂质蛋白较少，更便于后期纯化。综上所述，后续实验的开展选择把 NZCYM 培养基作为基础培养基。

### （三）N16 蛋白表达补料碳源选择

一般在中试发酵水平进行发酵表达的过程中，会额外加入补料碳源，以促进宿主菌的持续增长，延长其生长曲线，提高发酵产量。因此，在确定 N16 的表达体系和基础培养基后，仍需进行补料碳源的选择实验。大肠杆菌发酵时常用的单糖补料有葡萄糖、乳糖和甘油等，本实验就此 3 种补料对 N16 的表达的影响进行对比研究，结果如图 2-6 所示。将泳道"A1"与"A2"和泳道"NZ"对比，可知低浓度葡萄糖明显抑制了 N16 蛋白的表达，而当在基础培养基中加入高浓度葡萄糖时，N16 蛋白的表达甚至消失了。将泳道"C1"与"C2"和泳道"NZ"对比，可知当基础培养基中加入甘油时，N16 蛋白的表达降低。将泳道"B1"与"B2"和泳道"NZ"对比，可知当补料碳源为乳糖时，N16 蛋白的表达效率与不加入补料碳源时相同，表明乳糖不抑制 N16 蛋白的表达。因此，后续实验选择乳糖作为补料碳源。

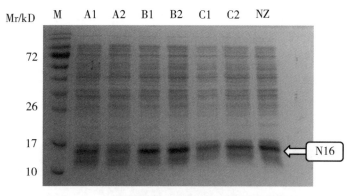

**图 2-6　电泳检验添加不同碳源后蛋白表达情况**

注：泳道"M"为蛋白 Marker；"A1"为培养基中含葡萄糖 0.1%；"A2"为培养基中含葡萄糖 1.0%；"B1"为培养基中含乳糖 0.1%；"B2"为培养基中含乳糖 1.0%；"C1"为培养基中含甘油 0.1%；"C2"为培养基中含甘油 1.0%；"NZ"为 NZCYM 培养基，但并未添加任何糖类。

### （四）N16 蛋白表达诱导时间点的选择

在摇瓶水平的蛋白表达实验中，一般选择待菌体 $OD_{600}$ 生长至约 0.6 进行诱导表达，因为该菌浓代表着菌体对数生长期的开始，在此生长状态下，菌体的生长状态最好。但在细菌的高密度发酵过程中，诱导时间点的选择一般会选择后移。在发酵中，菌体生长条件较好，到达生长平台期时菌浓远高于摇瓶的小试水平；而蛋白的诱导表达与菌体生长在发酵中是相互竞争的关系，过早诱导蛋白表达可能导致菌体生长缓慢，并降低平台期的菌浓，从而影响最终产量。因此，选择合适的蛋白诱导时间点，可调控菌体蛋白表达与生长的平衡，使发酵结束时所得的蛋白产量最大化。

本次实验采用的诱导时间点分别为 $OD_{600}$ 生长至 0.6（约接种后 8 h）及 3.0（平台期，约接种后 16 h），共计发酵 24 h，结果如图 2-7 所示。通过 2~4 号泳道与 5~7 号泳道的对比，可知先后分别诱导的各组 N16 蛋白表达量并无显著差异，这表示在发酵至较高菌浓时，IPTG 作为诱导剂加入培养基，仍有与较早加入一样的诱导效果。因此，在后续中试发酵水平的发酵实验中，为尽量降低诱导剂对菌体生长的影响，IPTG 加入的时间点选择为菌体生长至接近平台期，以提高最终所得蛋白产量。

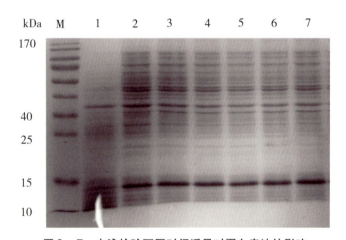

**图 2-7 电泳检验不同时间诱导对蛋白表达的影响**

注：1 号泳道为未诱导组，2~4 号为平行的 3 个先诱导组，5~7 号为平行的 3 个后诱导组。

### （五）微量元素对菌体生长及蛋白表达的影响

有研究表明，在原核发酵过程中，加入合适种类及浓度的微量元素，可优化发酵过程，拥有提高产量或调控发酵速率等优点。常用的微量元素有多种，主要包括 Mn、Zn、Fe、Mo、Cu、Al、B 及 Ca 等元素。

实验结果如图 2-8 所示，3 号、6 号和 9 号泳道总蛋白含量较少，这说明在基础培养基中添加 Al、Mn 和 Zn 会抑制菌体的生长。而 2 号、4 号、5 号、7 号、8 号泳道与 1 号泳道相比，总蛋白量与 N16 蛋白的表达量均无明显差异，这表明其余元素对该表达体系的菌体生长或者 N16 蛋白的表达均无明显影响。综上所述，本表达体系在基础培养中添加微量元素并未体现出对菌体生长或者 N16 蛋白表达的促进作用，因此在后续中试发酵水平的实验中，不考虑引入微量元素。

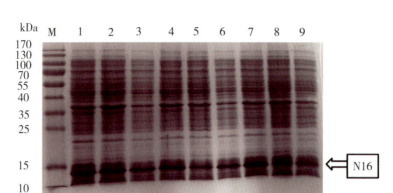

图2-8 电泳检验添加微量元素后蛋白表达情况

注：1号泳道为对照组，未添加任何微量元素，2～9号泳道分别为添加 Fe、Al、B、Cu、Mn、Mo、Ca、Zn 元素的各组样品。

## （六）小结

本节实验考察了 N16 蛋白的表达体系选择、N16 蛋白表达基础培养基选择、N16 蛋白表达补料碳源选择、诱导时间点选择微量元素等多个影响蛋白表达的方面，解决了 N16 蛋白表达发酵实验的核心问题。合适的表达体系是中试发酵水平表达成功的关键，如果表达体系不适合，那么有可能在将摇瓶适用的参数扩大至中试发酵体系时表达消失，导致发酵放大实验的失败。原有的 BL21(DE3)plysS-pET3a-N16 体系虽然在摇瓶中可以正常表达 N16 蛋白，但由于表达体系表达 N16 蛋白不受诱导剂调控，因此在体系扩大时，N16 蛋白的表达消失。在本研究中，筛选并构建了稳定、高产且可调控的表达体系。

合适的培养基可为宿主菌提供合适的环境，促进其生长和表达。适合大肠杆菌生长及表达外源蛋白的培养基有很多，且各种培养基适用范围不一样，各具优缺点，因此在实验过程中先选择常用的培养基进行筛选。结果显示，在 NZCYM 培养基中，菌体不但能够正常表达 N16 蛋白，而且菌体本身的结构蛋白表达较少。这与 NZCYM 的配方有关，一般的 LB 培养基中含有的蛋白胨成分为胰蛋白胨，而 NZ-CYM 培养基中含有酪蛋白胨，两者的差别是导致菌体表达自身结构蛋白不同表达量的原因。

合适补料碳源则在菌体的生长和表达中扮演着平衡者的角色，保证宿主菌的稳定增殖但不至于过快而改变代谢途径，同时促进目标产物的表达。在工业化中最为广泛使用的单糖碳源是葡萄糖，同时它也是最适宜用于大肠杆菌生长的碳源。但是，在用于发酵表达时，细菌生长代谢过于旺盛并非没有缺点，最为严重的问题即是生成乙酸，阻遏乳糖操纵子，抑制外源蛋白的表达。在本实验中，结果显示葡萄糖的加入抑制了 N16 蛋白的表达，因此才考虑加入乳糖或者甘油。相比之下，乳糖的效果更理想。因此，选择乳糖作为后续中试发酵水平实验的补料碳源最为合适。

在蛋白中试发酵水平表达的过程中，诱导时间点的选择对发酵产量有着至关重要的影响。但在本实验中，无论是选择在菌体进入指数增长期时进行诱导，还是在菌体即将进入平台期时进行诱导，诱导效果都非常良好，同等菌浓度的蛋白表达产量基本一致。因此，选择在菌体即将进入平台期时进行诱导表达，既不会降低单菌表达效率，也不会扩大 IPTG 对菌体生长的影响，这种选择有利于提高蛋白发酵生产的总产量。

有研究表明，微量元素可能对发酵过程中的菌体生长与蛋白表达有重要影响。在本实验中，微量元素并未体现出促进蛋白表达或提高菌体生长速率的作用。这种结果可能与表达体系有关，本表达体系本身为商业化的常用工程菌体系，最佳生长条件已固定化，生长能力也相对良好，因此提升空间不大。另外，本体系采用的启动子为 T7 强启动子，外源蛋白的表达效率已经较高，和其他表达体系相比，依靠添加微量元素的方法再提高蛋白表达的效率也变得更为困难。

本研究通过优化与蛋白表达相关的多个方面来保证 N16 蛋白发酵表达的基本条件，为 N16 蛋白的中试发酵水平的表达奠定了基础。

## 三、N16 蛋白中试发酵表达方法的构建

在确定了 BL21(DE3)plysE-pET32a-N16 为 4 个表达体系中最优的一个、最适用的基础培养基为 NZCYM 培养基及补料最适碳源为乳糖等基本条件后，该表达工艺需在 5 L 发酵水平上进行验证和优化。

在进行大肠杆菌发酵的过程中，培养环境的 pH 与溶氧两大因素对宿主菌的生长及外源蛋白的表达有很大的影响。当 pH 过低或过高时，均可能对宿主菌的生长及表达外源蛋白产生不利的影响：当宿主菌处于过酸环境时，易造成乙酸堆积，从而影响载体质粒上乳糖操纵子等一系列表达元件的效率，使外源蛋白的表达效率降低[14]；当宿主菌处于过碱的环境时，会导致能量代谢途径的改变，更倾向于分解蛋白、利用氮源能量来维持生长，这也不利于外源蛋白的表达。另外，环境溶氧对宿主菌的生长有至关重要的影响，低溶氧环境使菌体生长缓慢，易造成产量低下的后果[15]。因此，在本项目进行中试发酵水平的实验时，亦优化了对溶氧的控制。

在发酵表达中，蛋白表达的稳定性显得尤为重要，要想实现蛋白的工业化发酵生产，该生产工艺的稳定性必须得到保障。因此，完成对发酵条件的优化后需进行多次重复性实验，确认其稳定性。另外，生产方法的可放大性决定了该生产工艺在工业生产中的规模，若可放大性有所欠缺，则生产规模受限。因此，在确认工艺的稳定之后，本项目将发酵体系扩大至 20 L 的中试水平，以验证该表达体系的可放大性，为 N16 蛋白工业化生产奠定基础。

## 【实验材料】

### （一）仪器设备

电热恒温水浴锅（上海一恒，型号 HWS24）；电子天平（Acculab，型号 ALC-210.4）；超低温冰箱（Forma，型号 725-86C）；凝胶电泳设备（Bio-Rad，型号 Mini-Protean 3 Cell）；凝胶脱色摇床（广州深华）；高温高压灭菌锅（HVE-50）；凝胶扫描仪（Gene Genius Bio）；超声细胞破碎仪（Sonics，型号 VC800）；磁力搅拌器（德国 IKA，型号 RCT Basic）；恒温摇床（上海智成，型号 ZHWY-111B）；恒温培养箱（Yamato，IC612C）；pH 酸度计（雷磁，PHS25）；离心机（Eppendorf，5430R）；高速冷冻离心机（Beckman，AvantiJ-26xpi）；超纯水机（Sartorius）。微生物发酵罐（Biostat，规格 5 L）；微生物发酵罐（Beauty，规格 20 L，上海高机生物工程有限公司）。

### （二）试剂材料

胰蛋白胨（生工，货号：A505250-0500）；酵母粉（Oxoid，货号：LP0021）；$MgSO_4 \cdot 7H_2O$（天津大茂，级别 AR）；N-Z 胺（Sigma，货号：C0626-250 g）；酸水解酪蛋白（远慕生物，BR 级别，货号：65072-00-6）；氯霉素（Chol，Ruibio，货号：C0514），使用前以无水乙醇配制成 50 mg/mL 储备液，-20 ℃ 保存；氨苄青霉素（Amp，Ruibio，货号：A6525），使用时以超纯水配制成 50 mg/mL 储备液，以 0.2 μm 微孔滤膜除菌，-20 ℃ 保存；NaCl（天津大茂，级别 AR）；乳糖（Ruibio，货号：L7146）；LB 琼脂培养基（USB 公司，货号：75851），使用时（按 1 L 配制）称取 35 g LB 琼脂培养基，溶于 1 L 去离子水中，采用高温高压灭菌（121 ℃，20 min），灭菌后取出室温冷却，至 50 ℃ 左右（混匀后不烫手）时加入合适抗生素，使其终浓度为 50 μg/mL，快速于超净工作台中倒板，大约 15 min，待其凝固并冷却后，4 ℃ 保存；IPTG（碧云天，货号：ST098），使用时以去离子水配制成 1.0 mol/L 储备液，以 0.2 μm 微孔滤膜过滤，-20 ℃ 保存；SDS-PAGE 电泳缓冲液（碧云天，货号：P0014），使用时以 1 L 去离子水溶解；考马斯亮蓝 R250 染色液（其配方为：考马斯亮蓝 R250 1 g、冰醋酸 10%、乙醇 45%，剩余为去离子水）；SDS-PAGE 脱色液（其配方：乙醇 40%、冰醋酸 10%，剩余为去离子水）；SDS-PAGE 蛋白 Marker（Thermofisher）；SDS-PAGE 预制胶（碧云天，货号：P0055），为 15% 的分离胶和 5% 的浓缩胶。

## 【实验部分】

### （一）转化实验

转化实验采用热激法，将 pET32a-N16 导入 BL21(DE3)plysE 菌株中，具体如下：于 -80 ℃ 超低温冰箱中取出 BL21(DE3)pLysE 感受态菌株，-20 ℃ 冰箱中取出表达载体，置于冰上融解；待两者完全融解后，吸取表达载体 1 μL 加入菌中，小心混匀后，冰上放置 20 min；以 42 ℃ 水浴加热 2 min，迅速复置于冰上，恢复 10 min；将转化后的菌液均匀涂布于 LB 琼脂培养皿，37 ℃ 过液培养。

### （二）种子培养基

转化实验后的第二天，从平板上挑取单菌落，接种至含 50 μg/mL 氨苄青霉素和氯霉素的 LB 培养基中，置于摇床上过液培养（37 ℃，220 r/min）。

### （三）发酵罐系统灭菌

5 L 发酵罐系统按要求接好各管路系统，发酵罐体系高温高压灭菌（121 ℃，20 min），待罐体冷却后取出，备用。

20 L 发酵罐系统操作时，首先校正并连接 pH 及溶氧电极，然后按指定程序采用封闭体系高温蒸汽灭菌，具体操作参考该发酵罐系统操作守则；待灭菌完成后通入空气并打开循环水，冷却过液。

### （四）接种、培养和诱导表达

启用 5 L 发酵罐体系之前，首先将发酵罐体系连接好温度电极、pH 电极和溶氧电极，并连通空气进出管路；将通气量调为 8 档，转速为 800 r/min 时设置溶氧为 100%。停止通入空气，于基础培养基中添加氨苄青霉素（50 μg/mL）和氯霉素（50 μg/mL）、0.5% 的乳糖及少量消泡剂（小于 1.0 mL）；接种种子菌液 150 mL，按不同发酵条件开始发酵。发酵时温度设置为 37 ℃，初始转速 350 r/min，发酵开始后 16 h（第一个"S"的平台期）提升转速至 500 r/min。当菌体生长即将进入平台期时，即加入 IPTG 使其终浓度为 1.0 mmol/L，进行诱导表达；诱导后 6～8 h 即离心收集菌体。发酵时通气选择与 pH 调节方法在不同实验中具体分析。

启用 20 L 发酵罐体系之前，首先停止通入空气，于基础培养基中添加氨苄青霉素（50 μg/mL）和氯霉素（50 μg/mL）、0.5% 的乳糖及少量消泡剂（小于 4.0 mL）；接种种子菌液 600 mL，按不同发酵条件开始发酵。发酵时温度设置为 37 ℃，初始转速 200 r/min，空气通入量调节为 500 L/h；发酵开始后 16 h（第一个"S"的平台期）提升转速至 300 r/min，空气通入量为 800 L/h。当菌体生长即将进入平台期时，即加入 IPTG 使其终浓度为 1.0 mmol/L，进行诱导表达；诱导后 6～8 h

即离心收集菌体。发酵过程中氨水连接碱泵、乳糖连接酸泵，共同调节 pH 为 7.0。

## 【实验结果】

### （一）5 L 发酵水平表达实验可行性检验

前期研究在摇瓶水平上筛选出了优化后的表达条件，但未在体系放大的发酵水平上确认是否可行。因此在优化发酵条件之前，首先进行从摇瓶表达体系扩大至 5 L 发酵表达体系的验证。

采用与摇瓶相同的条件控制菌体生长速率不致过快，条件设置为发酵温度 37 ℃，不通入空气（溶氧低于 30%），不控制 pH（pH 检测小于 7.0），发酵转速 350 r/min，发酵总时长 14 h，于 7 h 时诱导表达，结果如图 2-9 所示。根据图（A）生长曲线可知，菌体的生长在 5 h 左右即到达平台期，可见在发酵体系中菌体生长旺盛；但菌体最终的菌浓与摇瓶表达时水平一致。根据电泳图可知，在 IPTG 加入后（泳道 8 开始），N16 蛋白的表达开始出现，并始终保持较高的水平，这表明体系扩大实验成功，该表达体系可在 5 L 发酵体系的水平表达 N16 蛋白。

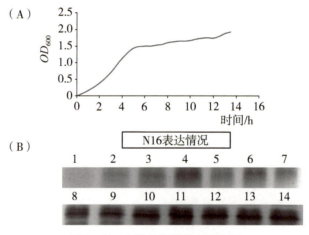

**图 2-9　小试条件发酵水平验证**

注：图（A）为菌体生长曲线，图（B）为不同时间点取的样品进行电泳检验在 14 kDa 处的截图，其中泳道上方的数字代表发酵开始后的取样时间点。诱导时间点为发酵开始后 7 h。

### （二）发酵 pH 控制

在确认表达体系在发酵体系的可行性实验中发现，N16 蛋白虽可表达成功，但菌体生长受限，因此需对发酵条件进行优化。在一定范围内促进菌体生长但不至于 N16 蛋白的表达消失。发酵表达时，pH 的变化对宿主菌的代谢途径有至关重要的作用。因此，需要比较控制 pH 为 7.0 和不对 pH 进行控制这两种条件对 N16 蛋白的发酵表达有何影响。

实验时两组平行进行,第一组以氨水-乳糖体系严格控制 pH 为 7.0,第二组除分批补料等量乳糖外,不进行 pH 控制;其余发酵条件两组相同,均为温度 37 ℃,通入空气(溶氧不低于 30%),发酵初始转速 350 r/min,13 h 发酵转速上调至 500 r/min,发酵总时长 20 h,于发酵起始后 13 h 加入 IPTG 诱导。

如图 2-10 所示,左半图为 pH 记录。在不调控 pH 的情况,发酵环境首先呈酸性,并且随着时间的变化,pH 下降,原因是菌体生长旺盛,生成大量乙酸;发酵后半程 pH 升高,直至高于 8.0,这表明菌体对能量的代谢途径已改变,从使用碳源生长变成降解蛋白。无论是前半程的生长过快、乙酸堆积,还是后半程的蛋白分解,都不利于 N16 蛋白的表达。如图 2-10(B)所示,泳道 1 为调控 pH 为 7.0 时发酵完成后的取样,泳道 2 为不对 pH 进行调控时发酵完成后的取样。结果显示,超过 14 h 的更长时间发酵,不对 pH 进行控制将会导致 N16 蛋白的表达消失。因此,发酵时需将 pH 调控为 7.0。

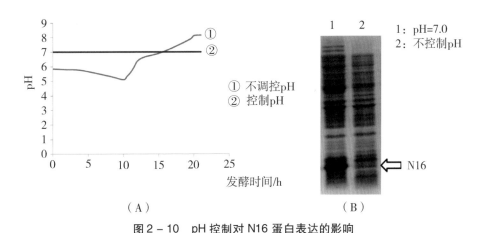

图 2-10 pH 控制对 N16 蛋白表达的影响

注:图(A)为菌体生长过程中的 pH,图(B)为发酵结束后取样进行的电泳检测图。诱导时间点为发酵开始后 18 h。

(三)发酵溶氧控制

在发酵过程中,除了 pH 之外,影响发酵的另一重要因素就是溶氧。溶氧不足,菌体生长会受限,导致发酵产量过低。因此,需考察溶氧对 N16 表达的影响,对比通入空气与不通入空气两种发酵情况下菌体的生长状况。

实验时两组平行进行,第一组正常通入空气,第二组不通入空气;其余发酵条件两组相同,均设置为温度 37 ℃,以氨水-乳糖体系调控 pH 为 7.0,发酵初始转速 350 r/min,16 h 时发酵转速上调至 500 r/min。两组均记录生长至发酵停止(平台期)。如图 2-11 所示,在不通入空气进行发酵时,菌体的生长曲线基本呈现单

"S"形,大约在 17 h 进入平台期,最终 $OD_{600}$ 停留在 5.0 左右;在发酵时通入空气,保持溶氧30%以上,菌体生长曲线基本呈现双"S"形,这表明保持溶氧对菌体的生长主要影响出现在菌浓高的时候。实验结果表明,保持溶氧的发酵条件下的菌浓约为不保持溶氧条件下发酵菌浓的 2.5 倍。因此,为了提高发酵的产量,在发酵过程中需通入空气,以保持发酵环境的溶氧。

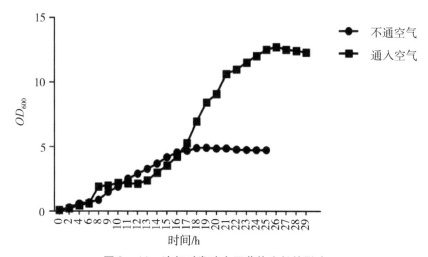

**图 2 – 11　溶氧对发酵水平菌体生长的影响**

注:发酵过程中自接种时起,前 8 h 每隔 2 h 取样 1 次,此后每隔 1 h 取样 1 次;不通入空气的发酵组取样至 25 h 结束发酵,通入空气的发酵组取样至 29 h 结束发酵。

## (四) 5 L 发酵水平表达重复性检验

在优化了发酵条件后,需对 BL21(DE3)pLysE-pET32a-N16 表达体系在已优化的发酵条件下的生长和表达的稳定性进行考察,确认该表达工艺的可重复性。因此,不同时间,重复该表达工艺 3 次,发酵条件控制为温度 37 ℃,以氨水 – 乳糖体系调控 pH = 7.0,通入空气保持溶氧高于 30%,发酵初始转速 350 r/min,16 h 时发酵转速上调至 500 r/min。发酵总时长 29 h(适当延长 3 h 观察 N16 表达是否消失),于 20 h 时加入 IPTG 诱导表达。结果如图 2 – 12 所示,图(A)中菌体生长依然呈现双平台期,且生长良好,菌浓较高。通过对比泳道 2~6 和泳道 7,可知发酵时 N16 蛋白的表达水平与小试水平一致,并没有下降。结果显示,该表达工艺稳定性好,可重复性强。

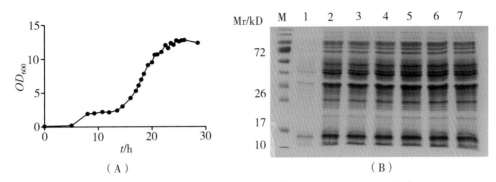

图 2-12　发酵水平重复性实验生长曲线记录及蛋白表达检测

注：图（A）记录了发酵时的菌体生长曲线。在图（B）中，泳道 1 为接种前的种子液诱导后的蛋白表达，泳道 2～6 为发酵时诱导 2～6 h 每小时取样的蛋白表达，泳道 7 为种子液接种剩余的部分与发酵液同时培养并诱导的蛋白表达。

### （五）20 L 发酵水平表达可放大性检验

根据 5 L 发酵水平实验重复性检验的结果，可认为该表达体系稳定性良好。在 N16 蛋白的工业生产中，该表达方法将会被进一步放大。根据该蛋白的应用性及产量，估计其中试规模为 20～200 L。因此，本研究选择其中最小规模进行中试规模的放大中试，以验证该表达方法的可放大性。

实验结果如图 2-13 所示，图（A）记录了发酵时的菌体生长曲线，在 20 L 发酵体系中，菌体的生长曲线与在 5 L 发酵体系中基本一致，生长状况良好，呈"S"形。通过对比图（B）泳道 1～7 和泳道 9，可知将发酵体系扩大至 20 L，N16 蛋白的表达效率也并未下降，与 5 L 发酵体系中的 N16 蛋白表达水平一致。因此，可认为该表达工艺可放大性良好，N16 蛋白的表达在中试水平上获得成功。

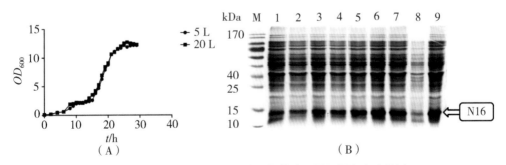

图 2-13　发酵水平放大实验生长曲线记录及蛋白表达检测

注：图（A）记录了发酵时的菌体生长曲线。在图（B）中，1～7 泳道为 20 L 发酵水平时诱导后 1～7 h 每隔 1 h 取样的样品蛋白表达，泳道 8 为接种的种子液诱导后的蛋白表达，泳道 9 为 5 L 发酵体系中诱导后 7 h 取样的蛋白表达情况。

## （六）小结

在发酵表达的过程中，宿主菌的生长与菌体表达外源蛋白一般是相互拮抗的[16]。宿主菌生长过快，容易产生乙酸堆积，导致外源蛋白表达降低甚至消失；如果过分强调菌体蛋白表达率，那么菌体的生长就会受限，最后发酵生产蛋白的产量亦会受到影响。因此，在进行发酵实验中，总是围绕这一对相互影响的因素来进行实验设计，以期达到相对较高的产量。

在本实验中，影响发酵表达的一个因素为pH，pH过低或过高都不利于菌体表达。在实验过程中发现，当pH过高时，N16蛋白的表达甚至会消失。这表明当宿主菌的能量代谢途径由使用碳源转为使用氮源时，会降解N16蛋白。因此，在N16蛋白的发酵生产过程中，需始终保持pH = 7.0；发酵前期以氨水中和代谢产生的乙酸，而在发酵中后期，以乳糖作为pH调控剂。以乳糖作为pH调控剂，一方面是为了保证发酵过程中宿主菌始终有足够的碳源提供能量，避免其分解氮源导致外源蛋白表达消失；另一方面也是为了在发酵过程中补料碳源始终保持在一个较低的浓度，不至于导致菌体过快生长，影响N16蛋白的表达。

实验结果显示，溶氧对菌体的生长有重要的作用。菌体的生长会呈现双"S"形曲线，因为在发酵过程中第一阶段主要使用的养料为天然培养基中的蛋白胨和酵母粉，而在第二阶段主要使用的则是补料加入的乳糖。当溶氧不足时，菌体利用乳糖的效率会降低，导致菌液浓度与不加入补料碳源时相同，极大地降低了发酵表达N16蛋白的产量。因此，在中试发酵水平的实验中，需保持充足的溶氧，维持宿主菌正常的生长环境。

在优化了新的表达工艺后，紧接着的重复性实验与中试放大实验证明了该表达工艺的稳定性及可放大性。本实验在5 L发酵系统上的重复实验结果表明，该表达工艺重复性良好，表达稳定。同时，在以20 L发酵系统与5 L发酵系统对比中发现，放大后的发酵水平的表达采集所得参数与放大前基本相同，没有明显差异，且蛋白表达量没有降低。结果表明该工艺可进行放大。

经过对中试发酵水平表达工艺的优化，我们认为该工艺可以在更大的发酵体系中进行生产表达，以适用于工业化生产。

## 四、N16蛋白纯化及纯度分析方法的建立

根据N16蛋白中试发酵水平的实验结果可知，已可采用优化后的表达工艺大量表达N16蛋白，但该蛋白的纯化方法尚未建立。因此，本实验对N16蛋白的纯化工艺进行研究，以匹配N16蛋白的发酵表达工艺，建立N16蛋白制备的工艺。

本实验首先根据N16蛋白为包涵体表达及其不溶于水的特性，对蛋白样品进行预处理，除去一部分杂质蛋白，以提高其后续色谱分离的效率。然后，采用色谱分

离的方法对 N16 蛋白样品进行纯化。

蛋白的色谱分离方法有多种，包括亲和层析、离子交换层析、疏水层析及凝胶排阻层析。亲和层析的柱填料一般具有特殊分子结构，可特异性吸附一类蛋白，其余亲和力弱的蛋白则不被吸附；而 N16 蛋白三维结构未知，更无特殊对应的亲和层析柱，因此暂不计划采用亲和层析对其进行分离。离子交换层析的固定相为离子交换剂，当混合蛋白进入层析柱后，可与离子交换剂发生可逆结合，根据结合力的强弱将不同蛋白分离，不同蛋白都有不同的等电点，因此理论上可通过调节合适的 pH 将之进行分离。疏水层析原理与离子交换层析相近，均为蛋白与柱填料固定相的可逆性结合，但疏水层析的固定相耦联了疏水性配基，一般分离时选用高盐液相条件，根据不同蛋白的疏水性差异将之分离。凝胶排阻层析的原理较简单，其柱填充物多为多糖聚合而成的多孔网状结构，具有分子量差异的蛋白进入其中后迁移率不同，因此理论上只要蛋白分子量大小不一，就可采用凝胶排阻层析将各蛋白分开。N16 蛋白的理论等电点为 pI = 4.79 且其相对分子量（12.8 kDa）较小，因此 N16 蛋白的纯化理论可行的色谱方法有离子交换层析[17]、疏水层析[18]及凝胶排阻层析[19]。本实验将使用这 3 种色谱分离方法对 N16 蛋白进行纯化实验，选出其中分离效果最好的一种方法，再根据分离效果以及分离效率考虑多种色谱方法串联。

N16 蛋白作为一种潜在的治疗骨质疏松的药用蛋白，对样品的纯度和纯度一致性的要求较高。因此，在完成该蛋白的纯化后，我们又设计实验测定了不同批次的 N16 蛋白样品的纯度，以保证该纯化工艺制备所得的 N16 蛋白纯度较高，且各批之间的纯度差异较小。

## 【实验材料】

### （一）仪器设备

电子天平（Acculab，型号 ALC - 210.4）；超低温冰箱（Forma，型号 725 - 86C）；凝胶电泳设备（Bio - Rad，型号 Mini - Protean 3 Cell）；凝胶脱色摇床（Memmer）；凝胶扫描仪（Gene Genius Bio）；超声细胞破碎仪（Sonics，型号 VC800）；磁力搅拌器（德国 IKA，型号 RCT Basic）；恒温摇床（上海智成，型号 ZHWY -111B）；pH 酸度计（雷磁，PHS25）；离心机（Eppendorf，5430R）；高速冷冻离心机（Beckman，AvantiJ - 26xpi）；超纯水机（Sartorius）；快速蛋白液相色谱仪（ÄktaprimeTM Plus，Sweden）；蛋白凝胶排阻层析柱（GE Healthcare，Hiprep 26/60，Sephacryl S-100 和 S-200）；蛋白离子交换层析柱（GE Healthcare，Cato Q&DEAE，规格 4.7 mL）；蛋白亲和层析柱（GE Healthcare）；蛋白疏水层析柱（GE Healthcare）；戴安高效液相色谱仪（Ultimate 3000）；蛋白反相分析柱（Bio-sep-SEC-S2000，300 mm × 7.8 mm，phenomenex）；紫外分光光度计（Agilent，Cary 60 UV-Vis）；倒置显微镜（Nikon，TE2000 - U）。

## (二) 试剂材料

2 mol/L 尿素溶液：称取 120 g 尿素、Tris 碱 2.4 g 溶于超纯水中，以 HCl 调节 pH 至 7.4，加水至 1.0 L；8 mol/L 尿素溶液：称取尿素 480 g、Tris 碱 2.4 g 溶于超纯水中，加入巯基乙醇 2.7 mL，以 HCl 调节 pH 至 7.4，加水至 1.0 L；SDS-PAGE 电泳缓冲液（碧云天，P0014），使用时以 1 L 去离子水溶解；考马斯亮蓝 R250 染色液（其配方为：考马斯亮蓝 R250 1 g、冰醋酸 10%、乙醇 45%，剩余为去离子水）；SDS-PAGE 脱色液（其配方：乙醇 40%、冰醋酸 10%，剩余为去离子水）；SDS-PAGE 蛋白 Marker（Thermofisher）；SDS-PAGE 预制胶（碧云天，货号：P0055），为 15% 的分离胶和 5% 的浓缩胶；蛋白透析袋（Spectra/Pro，分子量规格 6~8 kDa）；磷酸缓冲液（pH = 7.2，20 mmol/L）；乙腈（Honeywell，货号：AH015-4HC，色谱级）；RAW 264.7 细胞系（购于 ATCC 细胞库，由本团队项目组传代冻存）；RPMI1640（Gibco，货号：11875093）；磷酸盐缓冲液 PBS（pH = 7.4，Gibco，货号：10010023）；胰酶（Amresco，货号：0785，含 EDTA，胰酶浓度 0.25%）；胎牛血清（FBS，Gibco，货号：10099141）；α-MEM 培养基（Gibco，货号：12571063）；TRAP 酶染色试剂盒（Sigma，货号：387-A）；RANKL（重组哺乳动物核因子 κB 受体活化因子配基，Perotech，货号：315-11），于超净工作台中进行储存液配制，加入无血清 α-MEM 培养基（含 0.1% BSA）将其溶解，制成 50 μg/mL 的 RANKL 储备液，保存于 -20 ℃ 环境，当诱导破骨细胞分化时，按一定比例进行细胞给药，以 50 ng/mL 为最终诱导浓度。

## 【实验部分】

### (一) 蛋白预处理

配制蛋白清洗液 I（Tris-HCl 20 mmol/L，pH = 7.4）、蛋白清洗液 II（尿素 2 mol/L、Tris-HCl 20 mmol/L，pH = 7.4）、流动相（尿素 8 mol/L、Tris-HCl 20 mmol/L、巯基乙醇 40 mmol/L，pH = 7.4）。

取约 200 mL 菌液收集的菌体，以蛋白清洗液 I 100 mL 重悬，超声破碎 30 min，离心（18000 r/min，4 ℃，30 min）弃上清液；重复上述操作 1 次。以蛋白清洗液 II 100 mL 重悬，超声破碎 30 min，离心（18000 r/min，4 ℃，30 min）弃上清液；重复上述操作 1 次。将沉淀重悬于约 50 mL 的流动相中，超声溶解；然后置于摇床 37 ℃ 摇洗过液。将摇洗过液的样品离心（18000 r/min，4 ℃，30 min），取上清液。

### (二) 蛋白色谱分离

在蛋白液相色谱仪上进行，离子交换层析与疏水层析为梯度洗脱；凝胶排阻层析为等度洗脱。不同色谱条件具体洗脱条件在实验结果中分别叙述。

(三) 蛋白复性

配制磷酸缓冲液（20 mmol/L，pH = 7.2），将纯化后的 N16 溶液合并，装入透析袋（相对分子量限制为 6000～8000 u），放入 100 倍体积的磷酸缓冲液，于 4 ℃ 环境下置于磁力搅拌器上搅拌脱盐 4 h；将透析袋取出，换上新鲜的磷酸缓冲液，按上述操作透析过液。

(四) 蛋白产量检测

将透析过液后的蛋白溶液适当稀释，稀释溶液为磷酸缓冲液。然后加入石英比色皿中，以紫外分光光度计检测其吸光值，检测波长为 280 nm。根据 ProtParam 提供的 N16 蛋白的单位吸光值为 $3.65\ g^{-1} \cdot cm^{-1}$ 及公式 $A = ecl$ 可算出每次纯化所得蛋白产量。

(五) 纯度测定

取样品溶液，过 0.45 μm 微孔滤膜，装入液相小瓶。用高效液相色谱仪（戴安，Ultimate3000）和反相硅胶凝胶排阻层析柱（Biosep – SEC – S2000，柱体积 14 mL）进行纯度检测，流动相为含 8 mol/L 尿素、40 mmol/L 巯基乙醇、20 mmol/L Tris，pH 为 7.40 的水溶液。进样 50 μL，设置恒速 1.0 mL/min，检测波长为 280 nm，采用面积归一法计算纯度。

(六) 细胞培养

培养 RAW 264.7 细胞使用的培养基为 RPMI1640 培养基（含 10% FBS），当瓶底细胞覆盖率达到约 90% 时进行传代操作。采用细胞刮将瓶底细胞轻轻刮下，吹打均匀后以 1∶10 密度传代。操作完成后将培养瓶放置于 37 ℃、5% $CO_2$ 恒温培养箱中进行培养。

(七) 新工艺制备 N16 活性检测

取处于对数生长期、状态良好的 RAW 264.7 细胞，接种于共聚焦细胞培养皿，每孔 2 mL 培养基，每孔细胞 $5 \times 10^4$ 个。铺板操作完成后，将培养皿放置于恒温培养箱，培养条件为 37 ℃、5% $CO_2$，24 h 后细胞贴壁，这时将培养基更换为 α – MEM 培养基，分组给药：①正常组，除培养基更换 α – MEM 培养基外，不做其他处理；②RANKL 诱导组，培养基更换为 α – MEM 培养基，同时加入 RANKL，使其终浓度为 50 ng/mL；③N16 组（0.2 μmol/L、4.0 μmol/L），将培养基更换为 α – MEM 培养基，同时加入 RANKL，使其终浓度为 50 ng/mL，给药 N16 蛋白（低、高剂量分别为 0.2 μmol/L、4.0 μmol/L）。

给药至第四天，弃去原培养基，采用 TRAP 酶染色试剂盒进行破骨细胞染色。具体步骤如下：①配置固定液，即取 37% 甲醛 8 mL、丙酮 65 mL、柠檬酸盐溶液 25 mL，充分混匀后备用。②取 1.5 mL 离心管，分别加入亚硝酸钠溶液 0.5 mL 和快速反应 GBC 基底液 0.5 mL，颠倒混匀 30 s。③取在②中配制的溶液，加入纯水 45 mL、Naphthol AS-BI Phosphoric 溶液 0.5 mL、Acetate 溶液 2.0 mL 及酒石酸盐溶液 1.0 mL。④取出细胞，弃去原培养基，每孔加入 PBS 2 mL，弃去；加入固定液 1 mL 固定 30 s；弃去固定液，以 PBS 洗 3 次，每次 2 mL；加入染色液 1 mL，37 ℃ 避光孵育 1 h；弃去染色液，以 PBS 清洗 2 次，置于倒置显微镜下观察并统计各孔中细胞核数目不少于 3 的紫红色细胞数目。

【实验结果】

（一）蛋白预处理

N16 蛋白的表达方式为包涵体表达，且 N16 蛋白序列中含多个半胱氨酸位点，因此 N16 蛋白易与其他杂质蛋白相互交联，共同存在于包涵体中。由于包涵体中含有较多的杂质蛋白，因此需要在色谱柱分离之前进行预纯化，提高色谱分离的效率。在包涵体中，N16 蛋白的水溶性较差，实验中利用此特性，采取逐步提高尿素浓度的方法除去杂质蛋白，具体实施为：先以 Tris-HCl 缓冲液洗去水溶性蛋白，重复 1 次；再以 2 mol/L 尿素溶液洗去水溶性较好的蛋白，重复 1 次。结果如图 2 - 14 所示。通过观察泳道 1～4，可知 4 个清洗步骤除去了包涵体中大量的杂质蛋白，特别是第一步清洗时除去的水溶性蛋白（泳道 1）。通过泳道 5 的观察，可知在预处理后，样品中杂质蛋白的含量较低，在总蛋白中 N16 蛋白已有较高的比例。该结果表明，预处理的步骤成功除去了较多的杂质蛋白，富集了 N16 蛋白，有利于后续进行的 N16 蛋白的色谱分离。

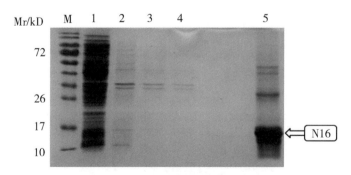

图 2 - 14 预处理各步骤蛋白检测

注：泳道 "M" 为蛋白 Marker；泳道 1～4 分别为 4 个清洗步骤洗下的蛋白样品；泳道 5 为清洗完成后的蛋白溶解后的样品。

## (二) 色谱分离方法的筛选

蛋白的色谱分离方法有多种，包括亲和层析、离子交换层析、疏水层析及凝胶排阻层析。N16 蛋白的相对分子量约为 12.8 kDa、理论等电点（pI）为 4.79。根据 N16 蛋白的特性，从离子交换层析、疏水层析及凝胶排阻层析 3 种色谱分离方法中筛选可行的方法。

### 1. 离子交换层析

利用 ProtParam 推算 N16 蛋白的物理特性，其 pI 的理论值是 4.79。当缓冲液的 pH 是 7.0 或以上时，N16 蛋白会带负电荷，因此可采用阴离子交换层析纯化 N16。虽然阳离子交换柱无法直接吸附 N16 蛋白，但在本实验中亦同样对其进行测试，因为阳离子交换柱可能会吸附杂质蛋白而让 N16 蛋白流走，同样可达到分离效果。

实验首先测试阴离子交换层析，包括强阴离子柱 Q 和弱阴离子柱 DEAE，流动相含 8 mol/L 尿素，具体条件如表 2-2 所示。

表 2-2 离子交换层析条件

| 名称 | 交换性质 | 缓冲液 A | 缓冲液 B | 洗脱方式 |
| --- | --- | --- | --- | --- |
| SP | 强阳离子 | 20 mmol/L PB,<br>8 mol/L Urea,<br>pH = 7.6 | 20 mmol/L PB,<br>8 mol/L Urea,<br>1 mol/L NaCl,<br>pH = 7.6 | 10 倍柱体积，<br>梯度（0~100%）<br>缓冲液 B |
| CM | 弱阳离子 | | | |
| Q | 强阴离子 | | | |
| DEAE | 弱阴离子 | | | |

结果如图 2-15 所示。通过观察强阴离子交换与弱阴离子交换的色谱纯化的电泳图泳道 2~13，可以发现 N16 蛋白会被这两种阴离子交换柱吸附，但当梯度洗脱时，N16 蛋白和部分杂质蛋白被同时洗出，并不能完全将 N16 蛋白与杂质蛋白完全分离。

然后，测试阳离子交换柱，包括强阳离子柱 SP 和弱阳离子柱 CM。同样地，流动相采用 8 mol/L 尿素，具体条件如表 2-2 所示。实验结果如图 2-16 所示。通过观察两张电泳图的泳道"FT"，可以发现 N16 蛋白不会被吸附在阳离子柱上，而是直接被洗脱下来。通过观察泳道 4~16，可以发现两类阳离子交换柱都可部分吸附杂质蛋白，虽起到了一定的纯化效果但并不能将 N16 蛋白与杂质蛋白完全分离。

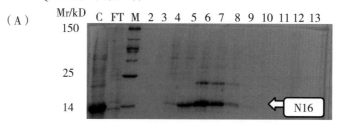
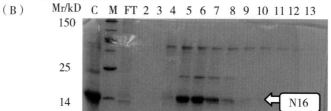

**图 2-15　N16 样品阴离子层析分离结果**

注：泳道"C"为上样总蛋白；"FT"为直接洗脱而下的蛋白，即馏分 1 号；"M"为蛋白 Marker；剩余泳道上方的数字代表馏分号。

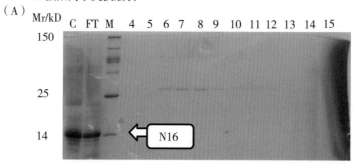
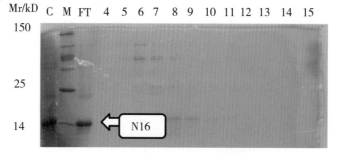

**图 2-16　N16 样品阳离子层析分离结果**

注：图中泳道"C"为上样总蛋白；"FT"为直接洗脱而下的蛋白，即馏分 1 号；"M"为蛋白 Marker；剩余泳道上方的数字代表馏分号。

## 2. 疏水层析

根据蛋白的疏水性各异，可将不同的蛋白分开。疏水层析柱按疏水性，从低到高大致分为 Phenyl-HP、Butyl-FF 和 Octyl-FF 三类层析柱[20]。本实验疏水层析流动相含 8 mol/L 尿素，缓冲液 A 含 1.5 mol/L $(NH_4)_2SO_4$，具体条件如表 2-3 所示。结果如图 2-17 所示。对比 3 张电泳图可知，当使用 Phenyl-HP 层析柱时，N16 蛋白被洗脱时杂质蛋白较 Butyl-FF 及 Octyl-FF 的为少，而且洗脱的范围较集中；但通过 Phenyl-HP 层析柱的电泳图泳道 4~13 显示，N16 蛋白并不能与杂质蛋白完全分离。

表 2-3 疏水性作用层析条件

| 名称 | 性质 | 缓冲液 A | 缓冲液 B | 洗脱方式 |
| --- | --- | --- | --- | --- |
| Phenyl-HP | 苯基 | 1.1 mol/L 或 1.5 mol/L $(NH_4)_2SO_4$，20 mmol/L PB，8 mol/L 尿素，40 mmol/L $\beta$-ME，pH=7.6 | 20 mmol/L PB，8 mol/L 尿素，40 mmol/L $\beta$-ME，pH=7.6 | 10 倍柱体积，梯度为 0~100% |
| Butyl-FF | 4 个碳 | | | |
| Octyl-FF | 8 个碳 | | | |

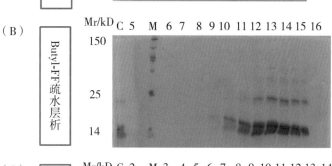

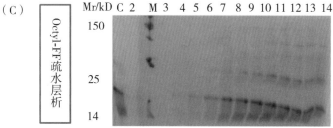

图 2-17 N16 样品疏水层析分离结果

注：图中泳道"C"为上样总蛋白，"M"为蛋白 Marker，剩余泳道上方的数字代表馏分号。

### 3. 凝胶排阻层析

凝胶排阻层析的流动相为 8 mol/L 尿素、20 mmol/L Tris-HCl、40 mmol/L 巯基乙醇。结果如图 2-18 所示。通过观察泳道 30~39，可知当样品通过凝胶排阻层析色谱分离时，部分 N16 蛋白可与杂质蛋白完全分开。然后，将纯化后的数支馏分进行合并，进行脱盐复性操作，即可得到高纯度的 N16 蛋白样品。

对比三类蛋白色谱分离的方法，结果表明凝胶排阻层析分离效果最好。

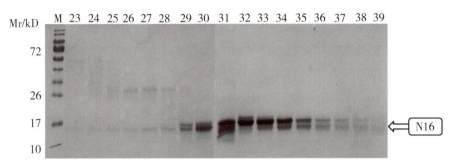

**图 2-18　N16 样品凝胶排阻层析分离结果**

注：采用 S-200 凝胶排阻层析柱对蛋白样品进行色谱分离。图中泳道"M"为蛋白 Marker，剩余泳道上方的数字代表馏分号。

### (三) 纯化方法优化

上述实验已证明了 N16 蛋白纯化的可行性，即采用凝胶排阻层析法对 N16 蛋白进行纯化，可得到 N16 蛋白样品。但是，相对 N16 蛋白的发酵表达而言，N16 蛋白的纯化效率较低，单次纯化操作仅可纯化由 50 mL 菌液收集而得到的包涵体。因此，提高 N16 蛋白的纯化方法的效率就显得尤为重要了。结合上述实验中各种纯化方法的结果可知，N16 蛋白与其他杂质蛋白的完全分离依靠的是其较小的相对分子量；进一步的实验可以采用凝胶排阻层析法，将其作为终步分离方法，在样品蛋白进行分子筛分离前尽可能地除去杂质蛋白。三类色谱柱对 N16 蛋白的分离效果对比实验的结果显示，多种初步分离方法中除了凝胶排阻层析外，阴离子交换层析法对 N16 蛋白与其他杂质蛋白的分离效果较好。因此，本次实验采用阴离子交换层析与凝胶排阻层析串联的方法对 N16 蛋白样品进行纯化。

首先进行的是离子交换层析方法的考察。离子交换层析包括强阴离子交换层析（Cato Q 柱型）与弱阴离子交换层析（Cato DEAE），而影响离子交换层析的最重要因素为 pH。结合 N16 蛋白的理论等电点（$pI=4.79$），实验考察两类阴离子交换柱 3 个 pH 条件（pH 分别为 6.0、7.0 和 8.0）共 6 种情况下，该纯化步骤对 N16 蛋白的除杂效果。采用离子交换层析时，流动相均含 8 mol/L 尿素，使蛋白变性完全，具体条件如表 2-4 所示。

第二章　N16蛋白发酵表达体系的构建及抗骨质疏松活性研究

表2-4　纯化优化离子交换层析条件

| 名称 | pH | 缓冲液 A | 缓冲液 B | 洗脱方式 |
|---|---|---|---|---|
| Cato Q | 8.0<br>7.0<br>6.0 | 20 mmol/L Tris，<br>8 mol/L 尿素，<br>40 mmol/L<br>巯基乙醇 | 20 mmol/L Tris，<br>8 mol/L 尿素，<br>40 mmol/L<br>巯基乙醇，<br>1 mol/L NaCl | 20 倍柱体积，<br>梯度（0～100%）<br>缓冲液 B |
| Cato DEAE | 8.0<br>7.0<br>6.0 | | | |

图 2 – 19 为采用 Cato Q 柱型对 N16 蛋白进行除杂操作的液相色谱图，其中，图（A）、图（B）、图（C）分别是 pH 为 8.0、7.0 及 6.0 的色谱图。图谱结果显示，随着 pH 的降低，未结合于柱填料而被直接洗脱下来的蛋白增多，并在 pH 为 6.0 时，直接洗脱下的蛋白在总蛋白中的比例较高。电泳结果如图 2 – 20 所示。由于杂质蛋白主要依靠直接洗脱步骤除去，因此泳道 1～3 中的杂质蛋白越多代表除杂效果越好。图 2 – 20（A）中泳道 2～3 和图 2 – 20（B）中的泳道 1～3 都可观察到被洗脱下来的杂质蛋白量较少。结果表明，在 pH 条件为 8.0 及 7.0 时，Cato Q 柱型对 N16 蛋白的分离效果有限，并不能起到理想的除杂效果。图 2 – 20（C）中 1～3 泳道中有较多的杂质蛋白，但泳道 1～9 显示 N16 蛋白的分布过于分散，不利于后续纯化，因此在 pH 为 6.0 的条件下，Cato Q 柱型对 N16 蛋白的分离效果有限，也不能起到理想的除杂效果。

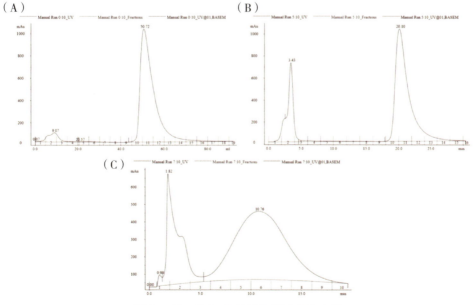

图 2 – 19　Cato Q 柱纯化 N16 蛋白色谱

注：采用 Cato Q 柱型对 N16 蛋白进行除杂操作，对比不同 pH 条件下的洗脱效果。图（A）、图（B）、图（C）的 pH 条件分别是 8.0、7.0 及 6.0，其余液相条件相同。

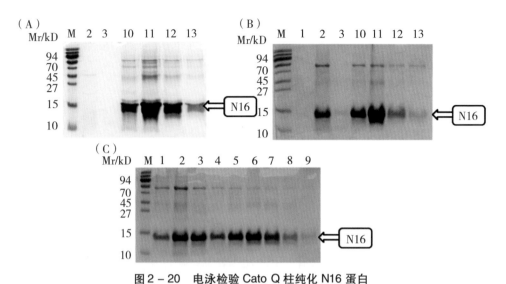

图 2-20　电泳检验 Cato Q 柱纯化 N16 蛋白

注：Cato Q 柱型分离蛋白收集馏分进行电泳检验，"M"代表蛋白 Marker，数字指代对应色谱图中的馏分编号。

Cato DEAE 柱对 N16 蛋白的除杂结果如图 2-21、图 2-22 所示。在图 2-21 中，（A）、（B）、（C）三图的液相 pH 条件分别为 8.0、7.0 及 6.0；如色谱图结果所示，随着 pH 的降低，未结合至柱填料的蛋白总量上升，结合至色谱柱上的蛋白可在 NaCl 浓度升高后被置换下来，达到与不结合蛋白的分离。对比 3 种 pH 条件下泳道 1~3 的蛋白，可知随着 pH 的降低，1~3 号馏分中的杂质蛋白越来越多，这意味着结合于柱填料上的杂质蛋白越少，被柱填料富集的 N16 蛋白在总蛋白中的比例越高。因此，可认为在采用 Cato DEAE 柱型，选择 pH 条件为 6.0 时，能实现对 N16 蛋白样品的有效除杂。另外，在完成除杂步骤后，可选择将 NaCl 浓度升高后洗脱下来的馏分收集合并，进行下一步的分子筛分离纯化。虽然在这一步骤中，N16 蛋白有一部分不能结合于离子交换柱而被直接洗脱，并因此有所损失，但综合考虑这部分损失与该步骤除去的杂质，可以发现该步骤能提高下一步骤中上样总蛋白量，因此纯化速率是得到提高的。

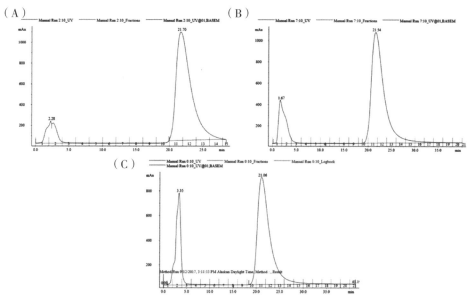

图 2-21　Cato DEAE 柱纯化 N16 蛋白色谱

注：采用 Cato DEAE 柱对 N16 蛋白进行除杂操作，对比不同 pH 条件下的洗脱效果。图（A）、图（B）、图（C）的 pH 条件分别是 8.0、7.0 及 6.0，其余液相条件相同。

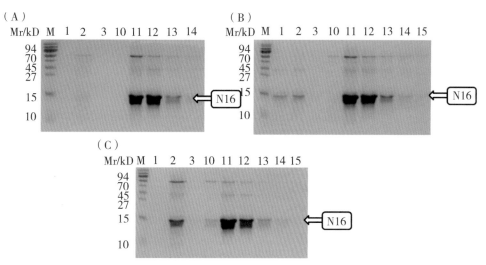

图 2-22　电泳检验 Cato DEAE 柱纯化 N16 蛋白

注：采用 Cato DEAE 柱对 N16 蛋白进行分离，"M" 代表蛋白 Marker，数字指代对应色谱图中的馏分编号。

在采用离子交换层析对 N16 蛋白样品的除杂操作后，本实验进一步优化了 N16 蛋白的凝胶排阻层析纯化方法。由于之前采用的 S200 柱主要分离分子量范围为 5～250 kDa，虽可对 12.8 kDa 的 N16 蛋白进行分离，但另有 S100 柱分离分子量范围更适合 N16 蛋白，其有效分离范围为 1～100 kDa，因此理论上 S100 柱对 N16 蛋白的纯化效果更好，可提高上样蛋白量以提高纯化效率。另外，在包涵体总蛋白经过离子交换层析法进行除杂后，N16 蛋白被进一步富集且杂质蛋白进一步减少，此时的上样量应有所提高。原本的上样蛋白量为 50 mL 菌液所收集所得的总蛋白，本实验将上样量提高至 4 倍，即由 200 mL 菌液收集所得的总蛋白进行纯化操作。

原有纯化工艺与优化后纯化工艺的色谱图对比如图 2 - 23 所示，原有工艺为采用凝胶排阻层析柱对 N16 蛋白进行一步纯化，上样蛋白量为 50 mL 菌液收集所得，色谱图如图 2 - 23 （A）所示；优化后工艺先采用 Cato DEAE 柱对 N16 蛋白样品进行除杂上样蛋白量为 200 mL 菌液收集所得，色谱图如图 2 - 23 （B）所示，然后将经 Cato DEAE 除杂步骤收集的 10 ~ 13 号馏分合并浓缩，通过 S100 凝胶排阻层析进一步分离纯化，色谱图如图 2 - 23 （C）所示。

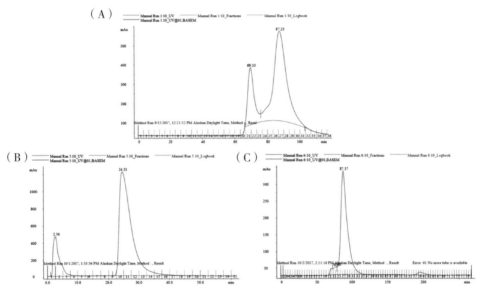

**图 2 - 23　纯化优化工艺与原工艺色谱图对比**

注：（A）原有工艺，采用凝胶排阻层析柱对 N16 蛋白进行一步纯化，上样蛋白量为 50 mL 菌液收集所得；（B）优化后工艺第一步，采用 Cato DEAE 柱对 N16 蛋白样品进行除杂步骤上样蛋白量为 200 mL 菌液收集所得；（C）经 Cato DEAE 除杂步骤收集的 10 ~ 13 号馏分合并浓缩，通过 S100 凝胶排阻层析进一步分离纯化。

采用电泳对所得馏分进行检验，结果分别如图 2 - 24 ~ 图 2 - 26 所示。通过对比图 2 - 22 中的图（A）与图（C），可以发现原样品对应的图（A）的对称双峰中经优化后工艺处理，前面的峰小了很多；结合电泳图 2 - 24 和图 2 - 26，对比 21 ~ 25 号馏分可知，优化后工艺的杂质蛋白总量明显少于原来工艺。图 2 - 23 （B）及图 2 - 26 结果显示，Cato DEAE 柱对 N16 样品的除杂效果明显，其中，1 ~ 3 号馏分中杂质蛋白的比例较高，而 10 ~ 13 号馏分的蛋白电泳检验图也显示了该步骤对 N16 蛋白的富集起到重要的作用。因此，可以认为将阴离子交换层析与凝胶排阻层析法相结合的新纯化工艺极大地提高了 N16 蛋白的纯化效率。根据紫外分光光度计的检测，测定单次纯化操作可制备蛋白约 20 mg，即每升菌液表达并经纯化后可得约 100 mg 纯化后的 N16 蛋白。

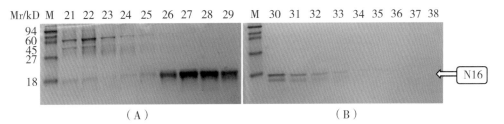

图 2-24　原工艺纯化蛋白效果电泳检测

注：电泳检测样品来自图 2-23（A）21～38 号馏分，为原有工艺纯化所得馏分的电泳检测图；"M"代表蛋白 Marker，数字指代对应色谱图中的馏分编号。

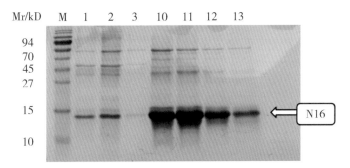

图 2-25　优化后工艺 Cato DEAE 柱纯化效果电泳检测

注：电泳检测样品来自图 2-23（B）1～13 号馏分，为优化后工艺第一步纯化所得馏分的电泳检测图；"M"代表蛋白 Marker，数字指代对应色谱图中的馏分编号。

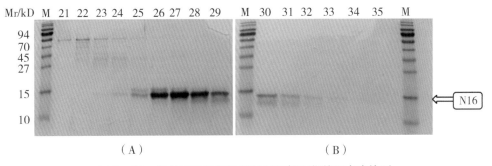

图 2-26　优化后工艺凝胶排阻层析柱纯化效果电泳检测

注：电泳检测样品来自图 2-23（C）21～35 号馏分，为优化后工艺第二步纯化所得馏分的电泳检测图；"M"代表蛋白 Marker，数字指代对应色谱图中的馏分编号。

（四）纯度测定

N16 蛋白的纯化实验证明了 N16 蛋白纯化的可行性，但因为 N16 蛋白作为一种具有潜在抗骨质疏松活性的药用蛋白，其纯化工艺的稳定性也需要有所保障，所以不同批次所制备的 N16 蛋白需要进行纯度检验。

本实验以反相高效液相色谱法对 N16 蛋白样品进行纯度检测，4 个不同批次的 N16 蛋白纯度检验结果如表 2-5 所示，液相色谱图如图 2-27 所示。结果显示以 HPLC 进行检测并采用面积归一法计算所得的 N16 蛋白的纯度均高于 97%，因此可认为本实验所确立的 N16 蛋白纯化工艺稳定性较高，且制备所得的 N16 蛋白具有较高的纯度。

表 2-5　不同批次 N16 蛋白样品纯度

| 批次 | 纯度/% |
|---|---|
| 1 | 97.04 |
| 2 | 97.98 |
| 3 | 97.64 |
| 4 | 98.80 |
| 平均 | 97.87 |

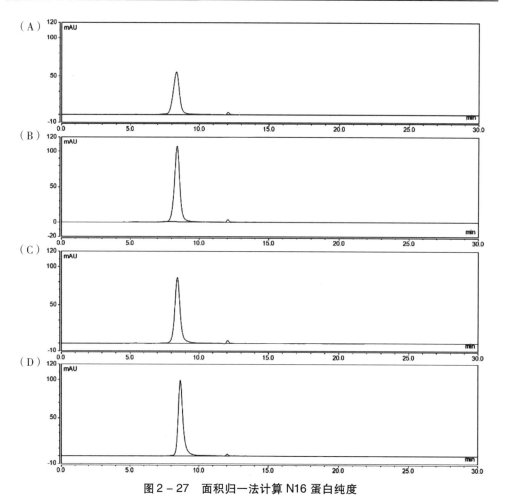

图 2-27　面积归一法计算 N16 蛋白纯度

注：取不同批次的 4 批样品进样 HPLC，图中（A）、（B）、（C）、（D）对应 4 批样品的编号；单次进样液相时间为 30 min，N16 蛋白的保留时间约为 8 min。

另外,将纯化后高纯度的 N16 蛋白进行 N 端测序,结果与原蛋白氨基酸序列一致,具体如下:

```
MAVHYKCGRYSYCWLPYDIERDRYDNGDKKCCFCRHAWSQWQCNEDERYEWLRCGRNFYSLCCYT
DDDNGNGNGNGNGFNYLKSLYGGYGNGNGEFWEEYIDERFDN
```

(五)新工艺制备 N16 蛋白的活性检测

在完成 N16 蛋白纯度检测后,即进行 N16 蛋白的活性检测,以验证新制备工艺纯化所得样品的生物活性是否与原工艺所得样品一致。

对由原工艺制备得到的 N16 蛋白在细胞水平进行茜素红染色、ALP 活性检测、肌动蛋白环染色及 TRAP 酶染色等实验,评价 N16 蛋白的抗骨质疏松活性,其中,TRAP 酶染色实验可快速有效地反映 N16 蛋白抗骨质疏松的活性,因此本实验选择 TRAP 酶染色并进行成熟破骨细胞计数的方法验证新工艺制备所得 N16 蛋白的活性。

TRAP 染色结果如图 2-28 所示,图(A)为空白对照组,图中细胞呈现为直径 10 μm 以下的圆形,无 TRAP 酶染色区域,无成熟破骨细胞;图(B)为诱导分化组,图中部分细胞直径大于 100 μm,呈不规则形状,有多处伪足,具有多处 TRAP 酶染色区域,并有多个成熟的破骨细胞;图(C)为 N16 蛋白低剂量组,图

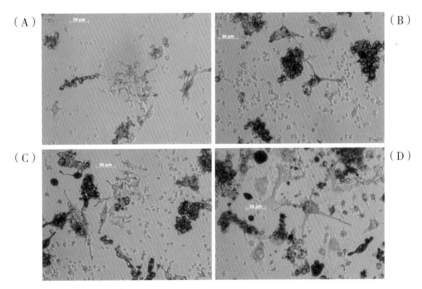

图 2-28　RAW 264.7 细胞 TRAP 酶染色

注:(A)空白对照组;(B)诱导分化组;(C)N16 给药低剂量组(0.2 μmol/L);(D)N16 给药高剂量组(4.0 μmol/L)。图片呈现显微观察时的视野中央,图中比例尺为 50 μm,紫色区域为 TRAP 酶染色区域,多核(不少于 3)且染色成紫色的细胞为成熟的破骨细胞。

中部分细胞直径大于 100 μm，呈不规则形状，有多处伪足，具有较少的 TRAP 酶染色区域，其中多个多核细胞的 TRAP 酶染色为阴性，具有少数成熟的破骨细胞；图（D）为 N16 蛋白高剂量组，图中部分细胞直径大于 100 μm，呈不规则形状，有多处伪足，具有较少的 TRAP 酶染色区域，其中多个多核细胞的 TRAP 酶染色为阴性，具有少数成熟的破骨细胞。染色结果表明，新工艺制备得到的 N16 蛋白具有明显的抑制破骨细胞分化成熟的生物活性。

成熟破骨细胞计数统计结果如图 2-29 所示。阴性对照组无成熟的破骨细胞，诱导分化组有多个成熟的破骨细胞；与诱导分化组相比，N16 蛋白低、高剂量组中的成熟破骨细胞分别为诱导分化组的 35% 及 32%，均具有显著差异（$P < 0.01$）。结果表明新工艺制备得到的 N16 蛋白可显著降低成熟破骨细胞的数量，具有抑制破骨细胞分化成熟的生物活性。

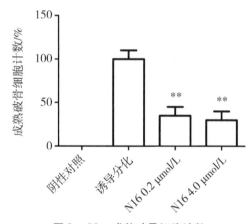

**图 2-29　成熟破骨细胞计数**

注：将六孔板每孔五点取样，对 5 个视野下的成熟破骨细胞进行统计并计算平均值，每组 6 个样本。阴性对照无成熟破骨细胞，以诱导分化组所统计得到的成熟破骨细胞平均数为 100%，N16 低剂量组平均数为 35%，N16 高剂量组平均数为 32%。**$P < 0.01$，与诱导分组相比。

（六）小结

本节实验构建了 N16 蛋白的纯化方法。在进行色谱纯化之前，先以预处理的操作除去部分杂质蛋白，以提高后续色谱分离的效率；然后从离子交换层析、疏水层析和凝胶排阻层析中筛选出方法较优的凝胶排阻层析，并将阴离子交换层析与凝胶排阻层析串联进行蛋白纯化，最终成功纯化了 N16 蛋白。经蛋白 N 端测序结果证明，新工艺表达及纯化的 N16 蛋白与原序列一致；活性检测实验的结果表明新工艺制备所得 N16 蛋白的生物活性与原工艺所得一致。

因为 N16 蛋白表达的方式为包涵体表达，而在包涵体中性质相近的蛋白交联存在，所以分离的难度较高。N16 蛋白的表达没有带标签，因此不适合以亲和层析纯化，只能根据其他的蛋白分离办法进行 N16 蛋白的色谱纯化。离子交换层析、疏水层析和凝胶排阻层析 3 种色谱分离方法分别从 N16 蛋白的酸碱性、疏水性和分子量三个角度入手，进行色谱分离。实验证明，只有凝胶排阻层析才能将 N16 蛋白与杂质蛋白完全分离。

后续的纯化优化实验建立了将阴离子交换层析与凝胶排阻层析相结合的方法，提高了蛋白样品的单次上样量，使 N16 蛋白的纯化效率得到提升。该工艺的产量达到 100 mg/L，按一次发酵可得 12 L 菌液来计算，单次发酵即可获得 1200 mg 蛋白样品，已达到中试水平。

N16 蛋白测序结果表明，新工艺所制备的 N16 蛋白与原有工艺相同。N16 的序列也反映了 N16 蛋白的另一特性：其序列中有 9 个半胱氨酸的位点，极易与自身和其他蛋白形成二硫键，交联存在，这可能是它水溶性差及难以纯化的一个很重要原因。另外，因为序列中含有相当高比例的半胱氨酸位点，所以采用 X-ray 晶体衍射法进行蛋白三维结构的测定是比较困难的。

通过对不同批次 N16 蛋白样品的纯度测定，可知该工艺所制备的 N16 蛋白纯度较高。另外，在进行 N16 蛋白的药理活性研究时，若能从纯度方面保证各批样品的均一性，则结果将更加可靠。

## 第三节　N16 蛋白的抗骨质疏松活性研究

### 一、N16 蛋白对破骨细胞功能的调节作用

本团队前期药理研究发现，N16 蛋白可抑制破骨细胞的成熟和分化，并且可破坏破骨细胞的肌动蛋白环（actin ring）。然而，N16 蛋白对破骨细胞骨吸收能力的影响并未有正面评价，N16 对破骨功能相关的质子转运能力和组织蛋白酶 K（Cathepsin K）活性的影响亦未涉及。因此，本节主要开展 N16 蛋白对破骨细胞影响的研究。

RAW 264.7 细胞系是最常使用的前体破骨细胞，可在 RANKL 的诱导下分化成为具有破骨能力的破骨细胞[21]；该方法简便易行，且诱导后的破骨细胞具有破骨细胞生理条件下的溶骨能力，包括细胞酸化和破骨相关酶系的表达等。因此，以 RAW 264.7 细胞系为载体进行 N16 蛋白对破骨细胞破骨能力的评价。

骨板吸收实验是正面评价破骨细胞破骨功能的一种实验方法，具有简单可靠的

优点，因此选取该方法研究 N16 对破骨细胞破骨功能的影响。我们采用吖啶橙对细胞酸性区域染色的方法考察 N16 蛋白对破骨细胞质子转运能力的影响。另外，采用组织蛋白酶 K 活性检测试剂盒评价 N16 蛋白对破骨细胞组织蛋白酶 K 活性的影响。

在骨重建的过程中，成骨细胞与破骨细胞相互调控，成骨细胞分泌表达的骨保护素（OPG）和核因子 κB 受体活化因子配体（RANKL）相互拮抗，作用于破骨细胞表面受体，RANKL 促进破骨细胞的分化成熟，OPG 则与 RANKL 功能相反。

UMR-106 细胞是经典的前体破骨细胞，常被用于研究药物作用下 OPG/RANKL 表达比例的改变[22]；此细胞系在 50 μg/mL 抗坏血酸和 10 mmol/L β-甘油磷酸钠条件下可以分化为成骨细胞[23]。因此，为了考察 N16 蛋白对成骨细胞调控破骨细胞的影响，本节实验采用 UMR-106 细胞系进行 N16 蛋白对成骨细胞 OPG/RANKL 表达比例影响的实验。

【实验材料】

（一）仪器设备

细胞培养箱（Thermofisher）；倒置显微镜（Nikon，TE2000-U）；激光共聚焦荧光显微镜（Olympus，型号 FLUOVIEW FV1000）；多功能酶标仪（瑞士 TECAN）；共聚焦细胞培养皿（SPL lifescience，货号：30106，直径 35 mm）。

（二）试剂材料

RAW 264.7 细胞系（购于 ATCC 细胞库，由本团队项目组传代冻存）；UMR-106 细胞系（购于 ATCC 细胞库，由本团队项目组传代冻存）；RPMI1640（Gibco，货号：11875093）；磷酸盐缓冲液（PBS，pH=7.4，Gibco，货号：10010023）；胰酶（Amresco，货号：0785，含 EDTA，胰酶浓度 0.25%）；胎牛血清（FBS，Gibco，货号：10099141）；α-MEM 培养基（Gibco，货号：12571063）；BCA 蛋白浓度测定试剂盒（碧云天，货号：P0010）；组织蛋白酶 K 活性检测试剂盒（购于 Abcam）；RIPA 细胞裂解液（碧云天，货号：P0013B）；Q-PCR 试剂盒（Takara，SYBR Premix Ex Taq，货号：DRR420A）；96 孔板（康宁，货号：3988）；反转录试剂盒（Takara，货号：DRR047A）；吖啶橙（购于 Sigma），使用前以 PBS 溶液配制成 5 mg/mL（1000×）储存液，过 0.22 μm 滤头，染色时加入细胞，使其终浓度为 5 μg/mL；Trizol（Takara，货号：D9108）；RANKL（重组哺乳动物核因子 κB 受体活化因子配基，Perotech，货号：315-11），于超净工作台中进行储存液配制，加入无血清 α-MEM 培养基（含 0.1% BSA）将其溶解，制成 50 μg/mL 的 RANKL 储备液，保存于 -20 ℃ 环境，当诱导破骨细胞分化时，按一定比例进行细胞给药，以 50 ng/mL 为最终诱导浓度。

## 【实验部分】

### （一）细胞培养

培养 RAW 264.7 细胞使用的培养基为 RPMI1640 培养基（含 10% FBS），当瓶底细胞覆盖率达到约 90% 时进行传代操作。采用细胞刮将瓶底细胞轻轻刮下，吹打均匀后以 1：10 密度传代。操作完成后将培养瓶放置于 37 ℃、5% $CO_2$ 恒温培养箱中进行培养。

培养 UMR-106 细胞使用的培养基为 RPMI1640 培养基（含 10% FBS），当瓶底细胞覆盖率达到约 90% 时进行传代操作。弃去原培养基，以 PBS 清洗瓶底 2 遍后加入适量胰酶消化 3 min，然后加入含血清的培养基终止消化，300 r/min 离心 5 min 收集细胞，以新鲜培养基吹打重悬，以 1：4 密度传代。操作完成后将培养瓶放置于 37 ℃、5% $CO_2$ 恒温培养箱中进行培养。

### （二）骨板吸收实验

取处于对数生长期、状态良好的 RAW 264.7 细胞，接种于 96 孔骨板，每孔 200 μL 培养基，每孔细胞 $5 \times 10^3$ 个。铺板操作完成后，骨板放置于恒温培养箱，培养条件为 37 ℃、5% $CO_2$。24 h 后细胞贴壁，这时将培养基更换为 α-MEM 培养基。分组给药：①正常组，除培养基更换 α-MEM 培养基外，不做其他处理。②RANKL 诱导组，培养基更换为 α-MEM 培养基，同时加入 RANKL 使其终浓度为 50 ng/mL。③N16 组（0.2 μmol/L、4.0 μmol/L），将培养基更换为 α-MEM 培养基，同时加入 RANKL 使其终浓度为 50 ng/mL，给药 N16 蛋白（低、高剂量分别为 0.2 μmol/L、4.0 μmol/L）。3 天更换 1 次培养基。第七天弃去培养基，加入 5% 的漂白剂洗去细胞，加入超纯水润洗骨板各孔。室温放置干燥，置显微镜下观察拍照，图片以 Photoshop 软件统计骨吸收区域面积百分比。

### （三）吖啶橙染色实验

取处于对数生长期、状态良好的 RAW 264.7 细胞，接种于共聚焦细胞培养皿，每孔 2 mL 培养基，每孔细胞 $5 \times 10^4$ 个。铺板操作完成后，将培养皿放置于恒温培养箱，培养条件为 37 ℃、5% $CO_2$。24 h 后细胞贴壁，这时将培养基更换为 α-MEM 培养基。分组给药：①正常组，除培养基更换 α-MEM 培养基外，不做其他处理。②RANKL 诱导组，培养基更换为 α-MEM 培养基，同时加入 RANKL 使其终浓度为 50 ng/mL。③N16 组（0.2 μmol/L、4.0 μmol/L），将培养基更换为 α-MEM 培养基，同时加入 RANKL 使其终浓度为 50 ng/mL，给药 N16 蛋白（低、高剂量分别为 0.2 μmol/L、4.0 μmol/L）。第四天于培养液中加入吖啶橙染液使终浓度为 5 μg/mL，置于激光共聚焦显微镜下进行观察，放大倍数为 400 倍。拍照时，采用 488 nm 作为激发光，检测光波长为 500～530 nm（绿色），检测核酸；采用 543 nm 作为激发光，检测光波长为 580～680 nm（红色），检测酸性区域。将同一视野拍得的两张图片整合。

### （四）组织蛋白酶 K 活性检测

取处于对数生长期、状态良好的 RAW 264.7 细胞，接种于六孔板，每孔 2 mL 培养基，每孔细胞 $5 \times 10^4$ 个。铺板操作完成后，将六孔板放置于恒温培养箱，培养条件为 37 ℃、5% $CO_2$。24 h 后细胞贴壁，这时将培养基更换为 α-MEM 培养基。分组给药：①正常组，除培养基更换 α-MEM 培养基外，不做其他处理。②RANKL 诱导组，培养基更换为 α-MEM 培养基，同时加入 RANKL 使其终浓度为 50 ng/mL。③N16 组（0.2 μmol/L、1.0 μmol/L、4.0 μmol/L），将培养基更换为 α-MEM 培养基，同时加入 RANKL 使其终浓度为 50 ng/mL，给药 N16 蛋白（低、中、高剂量分别为 0.2 μmol/L、1.0 μmol/L、4.0 μmol/L）。第四天时弃去培养基，以 PBS 溶液清洗 2 遍，提取每孔总蛋白。以 BCA 法测定蛋白浓度，以组织蛋白酶 K 活性检测试剂盒检测蛋白活性。

### （五）q-PCR 检验 OPG/RANKL 表达

取处于对数生长期、状态良好的 UMR-106 细胞，接种于六孔板，每孔 2 mL 培养基，每孔细胞 $5 \times 10^4$ 个。铺板操作完成后，将六孔板放置于恒温培养箱，培养条件为 37 ℃、5% $CO_2$。24 h 后细胞贴壁，这时将培养基更换为 α-MEM 培养基。分组给药：①诱导分化组，培养基更换为 α-MEM 培养基，同时加入抗坏血酸使其终浓度为 50 μg/mL，加入 β-甘油磷酸钠使其终浓度为 10 mmol/L。②N16 组（0.625 μmol/L、1.25 μmol/L、2.5 μmol/L），将培养基更换为 α-MEM 培养基，同时加入抗坏血酸使其终浓度为 50 μg/mL，加入 β-甘油磷酸钠使其终浓度为 10 mmol/L，并给药 N16 蛋白（低、中、高剂量分别为 0.625 μmol/L、1.25 μmol/L、2.5 μmol/L）。第四天时弃去培养基，以 Trizol 法提取总 RNA，具体步骤如下：六孔板每孔加入 Trizol 1.0 mL，室温静置 5 min；小心吹打混匀，转移至 1.5 mL EP 管中，加入 0.2 mL 氯仿，充分震荡；4 ℃ 16000 r/min 离心 15 min；小心吸取上清液至一新 EP 管，加入异丙醇 0.6 mL，充分震荡；4 ℃ 16000 r/min 离心 10 min；弃上清液，加入 75% 乙醇 1 mL，充分震荡；4 ℃ 16000 r/min 离心 10 min。

将上述所得 RNA 晾干后，加入去离子水 20 μL，溶解 RNA。根据 TAKARA 反转录试剂盒说明书进行反转录操作，具体操作如下：①在 250 μL PCR 管中加入 RNA 5 μg、gDNA Eraser buffer 2 μL、gDNA Eraser 1 μL，加入 DEPC 水，使体系终体积为 10 μL。②将 PCR 管置于 42 ℃ 条件下 2 min，然后快速置于冰上恢复。③在上述 PCR 管中加入 Prime Script buffer 4 μL；Prime Script RT Enzyme Mix Ⅰ 1 μL、RT Primer Mix 1 μL，补充 DEPC 水 4 μL 至整个体系为 20 μL。④37 ℃ 反应 15 min，然

后 85 ℃ 将反转录酶灭活。

将反转录制备的 cDNA 进行 q - PCR 检测，具体操作如下：①引物如表 2 - 5 所示；②配制反应体系（20 μL），每个反应加入 DNA 模板 2.0 μL、SYBR Premix Ex Taq 10.0 μL、PCR Forward Primer（10 μmol/L）0.4 μL、PCR Reverse Primer（10 μmol/L）0.4 μL，最后加入 DEPC 水 7.2 μL 将体系补充至 20.0 μL；③qPCR 反应程序，反应开始 95 ℃ 30 s，然后反应 45 个循环，每个循环为 95 ℃ 3 s 接着 60 ℃ 30 s，最后从 60 ℃ 至 95 ℃，每秒上升 0.5 ℃ 绘制熔融曲线。

表 2 - 5　RT-qPCR 所用引物序列

| Gene name | Forward | Reverse |
| --- | --- | --- |
| OPG | GTTCTTGCACAGCTTCACCA | AAACAGCCCAGTGACCATTC |
| RANKL | TCAGGAGTTCCAGCTATGAT | CCATCAGCTGAAGATAGTCC |
| GAPDH | TGAGGTGACCGCATCTTCTTG | TGGTAACCAGGCGTCCGATA |

### （六）数据统计及处理

组数据采用均值 ± 标准差表示，应用 SPSS21.0 软件进行统计分析。若计量资料数据方差齐或方差不齐，但经转换后方差齐，则采用单因素方差分析，组间比较用 LSD 法；若数据经转换后方差仍不齐，则采用秩和检验进行统计分析。检验水平 $\alpha = 0.05$。

## 【实验结果】

### （一）骨板吸收实验

破骨细胞在诱导分化成熟后，开始行使骨吸收功能；骨板上被吸收区域的面积大小代表了骨吸收能力的强弱，因此以骨板吸收区域百分比来衡量各组的骨吸收能力，其中诱导分化组为 100% 计。

如图 2 - 30 所示，图（A）为显微镜下观察图（40 ×），比例尺长度为 250 μm，其中，i 为分化前破骨细胞，没有骨吸收能力；ii 为诱导后分化成熟的破骨细胞，表现出正常的骨吸收能力，骨板上出现较多被溶骨的痕迹；iii 和 iv 分别是在诱导分化培养基中加入 N16 蛋白（0.2 μmol/L、4.0 μmol/L）后，破骨细胞的骨吸收功能被抑制。由图中可见，溶骨区域的面积及单个溶骨孔隙均减少。图 2 - 30（B）为统计结果，以正常情况下成熟的破骨细胞骨吸收能力为 100% 计，低浓度（0.2 μmol/L）时骨吸收能力约下降 60%，高浓度（4.0 μmol/L）时骨吸收能力约下降 70%，均有显著差异（$P < 0.05$）。这表明 N16 蛋白在一个较低的浓度（0.2 μmol/L）即可显著抑制破骨细胞骨吸收能力。

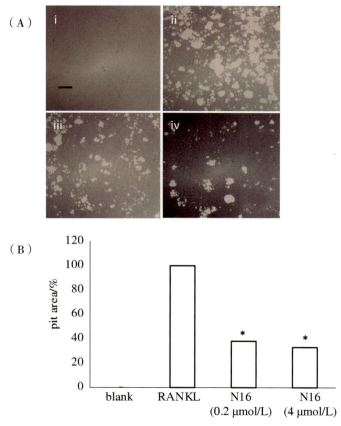

图2-30 N16抑制破骨细胞的骨吸收（40×）

注：图（A）为显微镜下观察图（40×），比例尺长度为250 μm。其中，i 为分化前破骨细胞；ii 为诱导后分化成熟的破骨细胞；iii 和 iv 分别是在诱导分化培养基中加入 N16 蛋白（0.2 μmol/L、4.0 μmol/L）后的破骨细胞。图（B）为图（A）各组骨板吸收面积统计图，以正常情况下成熟的破骨细胞骨吸收能力为100%计。* $P<0.05$，与模型组对比。每组样本量为3。

## （二）吖啶橙染色实验

破骨细胞诱导分化成熟后，以吖啶橙染液染色，置于共聚焦荧光显微镜下观察拍照。如图2-31所示，图中绿色区域为细胞核酸染色，红色区域为细胞酸性区域染色，图中比例尺长度为100 μm。i 中所示的 RAW 264.7 细胞为分化前破骨细胞，呈梭形、单核，直径较小，仅10 μm左右，且无酸性染色区域；ii 中细胞为经诱导分化成熟后的破骨细胞，由图可见细胞呈不规则形状、多伪足、多核且直径较大，可超过100 μm，细胞内多酸性区域，这表明诱导成熟的破骨细胞 V-ATPase 功能完整，使细胞中多处区域呈酸性，以配合骨质吸收。iii 和 iv 分别是在诱导后的细胞中加入 N16 蛋白（0.2 μmol/L、4.0 μmol/L），图中显示破骨细胞核数目变少，直径变小，这表明 N16 细胞抑制了破骨细胞的分化成熟进程，同时，破骨细胞中酸性区域明显减少，这表明其破骨能力受到了抑制。因此，N16 蛋白对破骨细胞 V-ATPase 具有抑制作用。

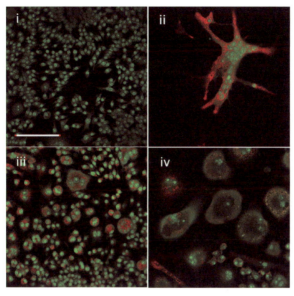

图 2-31　N16 抑制破骨细胞的酸化

注：图中绿色区域为细胞核酸染色，红色区域为细胞酸性区域染色，图中比例尺长度为 100 μm。i 中所示的 RAW 264.7 细胞为分化前破骨细胞；ii 中细胞为经诱导分化成熟后的破骨细胞；iii 和 iv 是在诱导后在培养基中加入 N16 蛋白（0.2 μmol/L、4.0 μmol/L）的破骨细胞。

（三）组织蛋白酶 K 活性检测实验

组织蛋白酶 K 是破骨细胞行使破骨功能的一种重要蛋白酶，具有降解细胞外骨基质的作用。如图 2-32 所示，当诱导分化的破骨细胞中加入 N16 蛋白（0.2 μmol/L、1.0 μmol/L、4.0 μmol/L）处理后，组织蛋白酶 K 的活性显著降低（$P<0.001$），各浓度降低率均约为 20%。本实验中所设定的 N16 蛋白的给药浓度已处于抑制酶活的平台，起效浓度应低于 0.2 μmol/L。N16 可通过抑制组织蛋白酶 K 的活性来抑制破骨细胞对骨基质的吸收功能。

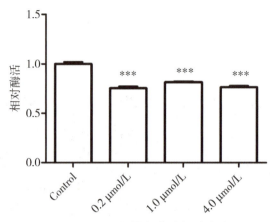

图 2 - 32　组织蛋白酶 K 相对酶活

注：*** $P<0.001$，与模型组比较。每组样本量为 3。

### （四）q-PCR 法检测 OPG/RANKL 表达比例

成骨细胞与破骨细胞之间存在着相互调节，其中尤为重要的一环为成骨细胞可表达 OPG 和 RANKL 这两种相互拮抗的因子来调控破骨功能：OPG 可抑制破骨细胞的成熟分化，RANKL 作用与之相反。当成骨细胞表达的 OPG/RANKL 比例升高时，破骨细胞的分化成熟和破骨能力都会下降。

如图 2 - 33 所示，在 UMR - 106 细胞中加入 N16 蛋白后，其 OPG/RANKL 的表达比例呈剂量依赖性升高，有显著差异（$P<0.01$）。结果表明，N16 蛋白可通过调控成骨细胞 OPG/RANKL 的表达比例来抑制破骨细胞的破骨功能。

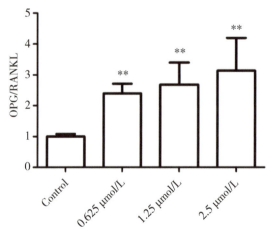

图 2 - 33　成骨细胞 OPG/RANKL 相对表达比例

注：** $P<0.01$，与模型组比较。每组样本量为 3。

## （五）小结

在本团队前期的药效实验中，已通过 TRAP 酶染色及活性检测证明了 N16 蛋白对破骨细胞的分化成熟的抑制作用，并以肌动蛋白环染色实验证明了 N16 蛋白可通过破坏肌动蛋白环的结构来抑制破骨功能。在本节实验中，N16 蛋白抑制骨吸收的能力被骨板吸收实验进一步证明且被量化，高剂量的 N16 蛋白甚至可将破骨细胞的破骨功能降低 70%。破骨细胞行使破骨功能需要多个方面共同协作，包括肌动蛋白环维持破骨细胞结构，V-ATPase 形成酸性区域为相关参与溶骨的蛋白酶提供工作环境，组织蛋白酶 K 行使溶解细胞外骨基质的功能，等等。本节实验证明，除了之前报道的 N16 蛋白可破坏破骨细胞肌动蛋白环外，N16 蛋白也对破骨细胞形成酸性工作区域和组织蛋白酶 K 的活性有抑制作用。这表明 N16 蛋白可作用于破骨细胞的多个方面，共同协作降低破骨细胞的破骨能力。

值得指出的是，N16 蛋白还可通过影响成骨细胞表达 OPG/RANKL 的比例来间接调控破骨细胞的破骨功能。随着对骨质疏松基础研究进一步深入，越来越多的药物将 OPG/RANKL 表达比例作为治疗靶点，以期患者能达到成骨功能与破骨功能相互平衡的状态。N16 蛋白有着独特的优势，具有在骨重建过程平衡骨形成与骨吸收的潜在作用。

另外，RANK 是破骨细胞表面所表达的重要受体[24]，在调节破骨细胞的分化和功能中起着至关重要的作用，而且也是 OPG/RANKL 作用的靶向位点。N16 蛋白对破骨细胞的影响实验结果阐明了 N16 蛋白可从多个方面来抑制破骨细胞的溶骨能力，因此推测 N16 蛋白可能是作用于 RANK 这一立于"交通枢纽"位置的受体，对破骨细胞的溶骨功能起到抑制作用。

## 二、N16 蛋白抗地塞米松致雌性大鼠骨质疏松的活性研究

N16 蛋白在细胞水平上既能促进成骨功能，又能抑制破骨功能，是一种对抗骨质疏松的双向调节蛋白，但是其抗骨质疏松的活性尚未在整体动物实验中得到评价，其双向调控的作用在整体动物中是否可以体现也还未知，因此本项目以整体动物模型评价 N16 蛋白的抗骨质疏松的药理活性。

常用的骨质疏松大鼠模型的造模方法主要包括卵巢摘除法、地塞米松造模法和维甲酸造模法，这 3 种方法各有优缺点[25-27]。其中，卵巢摘除法相对其他造模方法烦琐且造模时间过长，而维甲酸造模法与更年期后女性骨质流失的原理不相符合，因此本项目选择以地塞米松注射雌性大鼠进行造模。

骨密度是临床上诊断骨质疏松最常用的指标，骨密度主要反映了骨骼的骨质疏松程度，是判断骨折风险的重要指标，这项指标也是动物实验中的常用指标。骨密

度的检测一般以双能 X 线吸收测定法（DXA）测定，该测定方法简便、准确，因此本实验采用此种方法。

骨最大负荷力学测定在动物实验中常常被用于检测骨的力学强度，根据一段骨的最大力学负荷来判断骨的力学性质。该指标与骨密度相关性良好，在动物实验中被广为采用。因此，本课题在进行骨力学性质检测时，采用该方法进行分析。

除了骨密度与骨最大力学负荷可作为直接反映骨质疏松程度的指标，还有一部分生化指标可间接反映骨代谢的异常程度，这类指标包括血液 ALP、活性 $VD_3$、雌二醇、血钙及血磷等。其中，骨源 ALP 由成骨细胞分泌，但血液 ALP 来源多种细胞，也可直观反映成骨功能的异常，当血液 ALP 代偿性升高时，代表成骨功能下降。活性 $VD_3$ 在体内扮演着促进小肠上皮进行钙吸收的作用，因而具有促进骨形成的作用。血钙、血磷反映了破骨细胞的骨吸收能力，当骨吸收增强时，骨质溶解，血钙、血磷水平升高。这些生化指标都可以反映出骨代谢的异常。综合分析这些指标，可加深对骨质疏松病因的了解，并了解药物初步的药理作用。

另外，病理切片也是反映骨质疏松程度的一项重要指标。对病理切片进行显微观察，可观察到骨的基本结构，包括骨皮质、骨小梁、骨髓腔，以及成骨细胞与破骨细胞。骨的微结构对于维持骨的力学特性非常重要，骨小梁的致密性与骨强度有直接的联系，骨髓腔的大小也可反映出骨质的流失程度。此外，对骨表面的成骨细胞与破骨细胞的观察，可反映实时的骨代谢状态。

## 【实验材料】

### （一）仪器设备

骨密度测定仪（Unigamma M，Italy）；RM2235 型轮转切片机（LEICA®，德国）；三角力学测定仪（QX－W400，QiXiang，Shanghai）；CS-Ⅵ型摊片烤片机（湖北孝感医用仪器有限公司）；全自动生化检测仪（7020，HITACHI，Japan）；EG1150 型生物组织包埋机（LEICA®，德国）；AutoStainer－XL 型自动染色机（LEICA®，德国）；Multiskan GO 全波长酶标仪（美国 Thermofisher）；CellSens Standard 显微图像软件（OLYMPUS®，日本）；TS-12C 型生物组织全自动脱水机（湖北孝感医用仪器有限公司）；BX43 型生物显微镜（OLYMPUS，日本）。

### （二）材料试剂

1,25－$(OH)_2D_3$ ELESA 检测试剂盒（江莱生物）；无水乙醇（广州中南化学试剂有限公司，批号：151020）；环保透明剂（上海宏兹实业有限公司，批号：150805）；石蜡（茂名市大川特种蜡厂有限公司，批号：20151021）；曙红（水溶，广州中南化学试剂有限公司）；95% 乙醇（广州中南化学试剂有限公司）；环保封片胶（海宏兹实业有限公司，批号：20150325）；苏木素（Biological Stain Commission, Inc. 批号：6995）；地塞米松注射液；鲑鱼降钙素注射液（CT，诺华，批号：S0284）；雷洛昔芬（RLX，礼来，批号：C3216665A）。

## 【实验部分】

### （一）动物造模

本实验由广东省医学实验动物中心伦理委员会批准。实验使用的 SPF 级 SD 大鼠由广东省医学实验动物中心提供，实验动物生产许可证号 SCXK（粤）2013-0002，实验动物质量合格证明编号：44007200023787、44007200023788，实验证明编号：00117781、00117782。造模方法具体如下：取成年 SPF 级 SD 雌性大鼠 42 只，体重 250～300 g，随机分为 7 组，分别为空白对照组、模型组、阳性药组和 N16 低、中、高剂量组，每组 6 只。动物于 SPF 级动物房适应性饲养 1 周，空白对照组肌肉注射生理盐水（1 mL/100 g），其余各组注射等体积地塞米松注射液（1 mg/kg），隔天 1 次，持续 60 天。在注射地塞米松造模开始后 20 天，N16 低、中、高剂量组分别按 1 μg/kg、10 μg/kg 和 100 μg/kg 的剂量皮下注射等体积的 N16 蛋白溶液，每天 1 次，持续 40 天；鲑鱼降钙素组皮下注射鲑鱼降钙素 1 IU/只作为阳性对照 1 组；雷洛昔芬组灌胃给药雷洛昔芬 40 mg/kg 作为阳性对照 2 组；空白组和模型组分别皮下注射等体积磷酸缓冲液（20 mmol/L，pH=7.4）作为对照。实验中所用溶液均采用超纯水配制并过 0.22 μm 滤头，确保无菌。第 60 天，动物腹腔注射 3% 戊巴比妥钠溶液，注射体积为 1.0～1.5 mL/kg，腹主动脉取血，室温静置约 1 h 后 2500 r/min 离心 10 min，吸取上层血清，每只动物的血清分装 3 份，-70 ℃ 以下保存，待测。动物取血处死后，取其双侧股骨、左侧胫骨和椎骨，取材时应注意避免损伤骨关节等部位，并用纱布除其表面附着的肌肉组织并用滤纸吸干表面血液。双侧股骨、椎骨用浸有氯化钠注射液的纱布包裹，于 -70 ℃ 以下保存，待测；左侧胫骨浸泡于甲醛固定液中。

### （二）骨密度测定

用骨密度测定仪进行大鼠骨密度测定。先给大鼠注射戊巴比妥钠（50 mg/kg），待其麻醉后开始测量；将每只大鼠置于仪器同一位置，进行股骨近端骨密度测量。

### （三）三角力学测定

将麻醉的大鼠心脏取血，处死后取出右后侧股骨，进行三角力学测定。每段股骨的两端固定于力学测定仪的铁砧上，压力作用于股骨中间；十字头速度为 2.0 mm/min。将自动采集的数据用 SPSS21.0 软件进行分析。

### （四）血液 ALP 含量测定

采用全自动生化测定仪（7020，HITACHI，日本）测定外周血中 ALP 的含量。

### （五）血液 $VD_3$ 含量测定

采用 ELISA 试剂盒检测血液 $VD_3$ 的含量。

### （六）血液钙、磷含量测定

采用全自动生化测定仪（7020，HITACHI，日本）测定血钙、血磷的含量。

### （七）病理切片制作及观察

组织标本经取材、固定、脱钙、修块、流水冲洗、脱水、透明、浸蜡、石蜡包埋后，石蜡切片、HE 染色、封片等，最后以光学显微镜观察胫骨切片。

### （八）数据统计及处理

组数据采用均值±标准差表示，应用 SPSS21.0 软件进行统计分析。若计量资料数据方差齐或方差不齐但经转换后方差齐，则采用单因素方差分析，组间比较用 LSD 法；若数据经转换后方差仍不齐，则采用秩和检验进行统计分析。检验水平 $\alpha = 0.05$。

## 【实验结果】

### （一）骨密度测定

如图 2-34 所示，与空白组相比，以地塞米松给药的模型组动物骨密度值显著降低（$P<0.05$），表明造模成功。N16 低、中、高剂量组与模型组相比，低、中剂量组未显示出显著的骨密度提升效果，但高剂量组（100 μg/kg）大鼠的股骨骨密度有了显著的提升（$P<0.05$）。CT 与 RLX 对骨密度没有显著的提升作用。结果表明，高剂量的 N16 蛋白具有显著提高骨质疏松大鼠骨密度的作用，与阳性对照组相比，对股骨骨密度的改善作用显著。

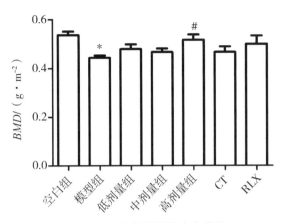

图 2-34 左侧股骨骨密度检测

注：$^*P<0.05$，与空白组对比；$^\#P<0.05$，与模型组对比。每组样本量为 6。

## （二）三角力学测定

如图 2-35 所示，在三角力学测定实验中，与空白对照组相比，以地塞米松处理的模型组大鼠股骨最大力学负荷显著下降（$P<0.05$），表明骨质疏松模型造模成功。与模型组相比，N16 低、中剂量组的股骨力学承受能力并未得到显著提升，但高剂量 N16 蛋白处理使骨质疏松大鼠的股骨最大力学负荷显著提高（$P<0.05$）。CT 对股骨最大力学负荷的影响不明显，RLX 可显著提高股骨的最大力学负荷。结果表明，高剂量的 N16 蛋白对骨质疏松大鼠股骨的最大力学负荷具有显著的提高作用，效果优于 CT，与 RLX 对骨最大力学的提升效果相近。

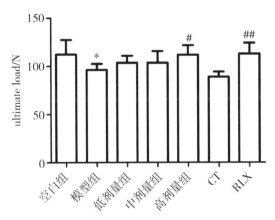

图 2-35 股骨最大力学负荷

注：$^*P<0.05$，与空白组对比；$^\#P<0.05$，与模型组对比。每组样本量为 6。

## (三) 血液 ALP 含量测定

在对实验大鼠采血后，进行血液 ALP 含量测定实验。如图 2-36 所示，与空白组相比，以地塞米松处理的模型组大鼠的血液 ALP 水平显著升高（$P<0.05$），表明大鼠的成骨功能有了显著的降低；与模型组相比，N16 低、中、高剂量组由于地塞米松处理而导致的血液 ALP 水平的代偿性升高均显著降低了（$P<0.05$），CT 与 RLX 也可显著降低血液 ALP 的水平。结果表明，N16 蛋白显著改善了被抑制的成骨功能，与 CT 和 RLX 相比，改善效果相近。

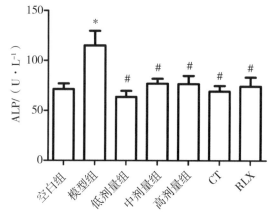

图 2-36　血液 ALP 含量检测

注：$^*P<0.05$，与空白组对比；$^\#P<0.05$，与模型组对比。每组样本量为 6。

## (四) 血液 $VD_3$ 含量测定

如图 2-37 所示，与空白对照组相比，模型组大鼠的血液活性 $VD_3$ 水平显著降低（$P<0.05$）；与模型组相比，N16 低、高剂量组的大鼠血液活性 $VD_3$ 的含量均有了显著的升高（$P<0.05$，低剂量；$P<0.01$，高剂量）；CT 可显著提高大鼠血液活性 $VD_3$ 的含量，而 RLX 则没有明显的影响。结果表明，N16 蛋白可通过提高骨质疏松大鼠血液活性 $VD_3$ 的水平来促进动物模型的成骨能力，与阳性对照组相比，N16 蛋白的提升效果与 CT 相近。

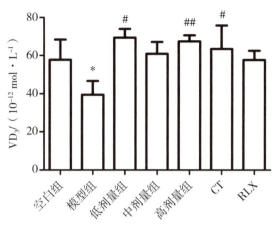

图 2 – 37　血液活性 $VD_3$ 含量

注：$^*P<0.05$，与空白组对比；$^\#P<0.05$，$^{\#\#}P<0.01$，与模型组对比。每组样本量为 6。

### （五）血液钙、磷含量测定

如图 2 – 38 所示，与空白对照组相比，以地塞米松处理的模型组大鼠的血钙、血磷水平并无明显变化，表明地塞米松对血钙、血磷的影响不大，这与地塞米松主要影响成骨功能的机理是一致的[28]。与模型组相比，在给予 N16 蛋白（中、高剂量）处理后，骨质疏松动物血钙水平没有显示出显著差异，但血磷水平显著降低（$P<0.01$），CT 和 RLX 没有表现出对血液钙、磷水平的明显调控作用。结果表明，N16 蛋白具有调节血磷重吸收的能力，也间接反映了模型动物的骨吸收能力被 N16 蛋白抑制，与阳性对照组相比，N16 蛋白在抑制骨吸收功能方面具有一定的优势。

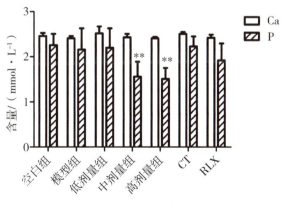

图 2 – 38　血钙、血磷含量

注：$^{**}P<0.01$，与模型组对比。每组样本量为 6。

### (六) 病理切片观察

结果如图 2-39 所示。图 (A) 为空白对照组，图上显示空白组大鼠胫骨结构基本正常，骨皮质未见变薄，骨小梁致密，骨小梁周围可见成骨细胞、偶见破骨细胞，骨髓腔大小正常，骨骺可见大量透明软骨及少量骨化的软骨。图 (B) 显示模型对照组动物的胫骨，图中可见骨干变细、骨皮质变薄，胫骨近端骨小梁密度明显增加、骨髓腔面积缩小，骨小梁周围成骨细胞减少、破骨细胞增多，骨骺未见明显异常。图 (C) 为 N16 蛋白给药低剂量组，与模型对照组比较，雌性动物可见胫骨近端骨小梁密度降低，骨小梁周围成骨细胞及破骨细胞数量未见明显变化。图 (D) 为 N16 蛋白给药中剂量组，与模型对照组比较，胫骨近端骨小梁密度降低，骨小梁周围成骨细胞数量增多、破骨细胞数量减少。图 (E) 为 N16 蛋白给药高剂量组，与模型对照组比较，胫骨近端骨小梁密度降低，骨小梁周围成骨细胞数量增多、偶见破骨细胞。图 (F) 为 CT 组，与模型对照组比较，雌性动物可见胫骨近端骨小梁密度降低，骨小梁周围成骨细胞及破骨细胞数量未见明显变化。图 (G) 为 RLX 组，与模型对照组比较，雌性动物可见胫骨近端骨小梁密度降低，骨小梁周围成骨细胞及破骨细胞数量未见明显变化。

根据病理切片观察的结果可知，经地塞米松处理的模型组大鼠胫骨的骨干变细、骨皮质变薄，骨小梁周围的成骨细胞减少、破骨细胞增多；但是骨小梁密度却增加，亦导致骨髓腔面积缩小。原因为本次实验中，虽然股骨在地塞米松的处理下已出现了明显的骨质流失症状，但胫骨尚未进入骨质流失期。胫骨病理切片结果显示，地塞米松处理时长不够，骨质流失进程启动不久。短时间、低剂量的地塞米松具有促进成骨的作用，而长期高剂量使用会导致骨质疏松。在本次造模中，胫骨初期骨小梁密度增加且骨髓腔缩小就表明地塞米松对胫骨的作用曾停留于骨形成促进期。但是地塞米松作用后，依然可见骨干变细、骨皮质变薄等病理症状，特别是成骨细胞的减少及破骨细胞的增多，结果表明骨质流失期已开始。N16 蛋白中高剂量组与模型组相比较，骨小梁周围的成骨细胞明显增多、破骨细胞数量明显减少；阳性对照组与模型组相比较，没有明显的差异。结果表明，N16 蛋白对骨小梁及骨皮质没有明显的改善作用，但可抑制破骨细胞的形成并促进成骨细胞的形成，与阳性对照组相比，N16 蛋白对成骨细胞/破骨细胞的比例具有一定的上调作用。

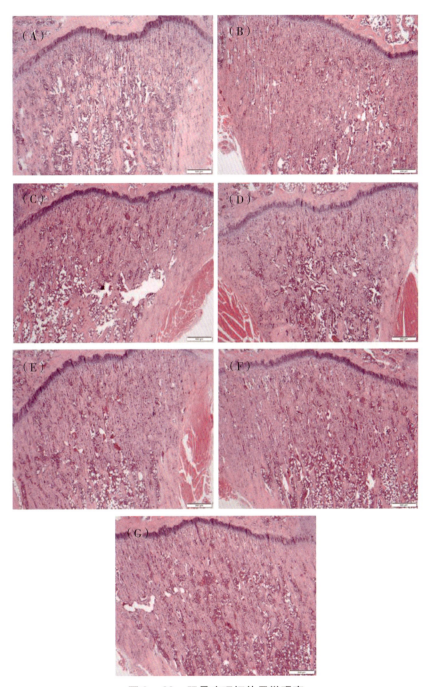

**图 2 - 39　胫骨病理切片显微观察**

注：(A) 空白对照组；(B) 模型对照组；(C) N16 蛋白给药低剂量组；(D) N16 蛋白给药中剂量组；(E) N16 蛋白给药高剂量组；(F) CT 组；(G) RLX 组。图中比例尺为 500 μm。

### (七) 小结

在本实验中，经地塞米松处理致骨质疏松的模型动物在给予 N16 蛋白（100 μg/kg）后，其股骨骨密度与股骨力学最大负荷均有显著升高，表明 N16 蛋白在地塞米松致骨质疏松的大鼠模型上具有显著改善股骨力学特性作用。在促进成骨功能方面，N16 蛋白可通过提高血液活性 $VD_3$ 的水平促进成骨功能。同时，N16 蛋白可调节血磷的吸收，表明破骨功能也被 N16 蛋白抑制。

N16 蛋白与本实验采用的阳性对照组相比也具有一定的优势。雷洛昔芬具有良好的促进骨形成的作用。CT 是骨吸收抑制剂，可促进血液与尿液钙、磷的重吸收，降低骨质流失速率。这两种药物药理作用相对单一，或者抑制骨吸收，或者促进骨形成，因此使用时局限性较大。与 CT 和雷洛昔芬相比，N16 蛋白既可以促进骨形成，又可以抑制骨吸收。另外，CT 对骨质疏松前期的骨质流失改善不明显，而 N16 蛋白对骨质疏松前期的骨质流失具有显著的改善作用。与雷洛昔芬相比，N16 蛋白在改善股骨骨密度及抑制骨吸收代谢等方面具有更好的活性。

N16 蛋白在动物模型上显示出的药理活性为双向调控作用，作用机理更类似于雷奈酸锶。雷奈酸锶在治疗骨质疏松方面有着独特的优势，它是目前为止唯一一个上市的具有双向调控作用的药物。而 N16 蛋白作为另一种双向调节剂，也具有很大的潜力。从 N16 蛋白在动物实验上体现出的药效来看，N16 蛋白起作用应该是多靶点的，值得更深入研究。

## 第四节　本 章 总 结

N16 蛋白作为一种拥有抗骨质疏松活性的蛋白，它调控骨重建的优势在于其双向调控作用：既促进成骨功能，又抑制破骨功能，并且对成骨细胞与破骨细胞的相互调控也有一定的作用。

我们研究了 N16 蛋白的生物工程发酵制备工艺。建立了 BL21（DE3）plysE-pET32a-N16 表达体系，并优化了基础培养基，筛选了最优的补料碳源；在 5 L 发酵系统上验证了表达体系的表达效果，从 pH 和溶氧两个方面优化了发酵条件的控制，同时验证了 N16 蛋白发酵系统的稳定性和可放大性。该制备工艺适用于 N16 蛋白的工业化生产。

在完成 N16 蛋白的发酵表达实验后，建立了 N16 蛋白的纯化方法。利用 N16 蛋白的特性，采用预处理步骤初步富集 N16 蛋白；然后从多种色谱方法中优化组合，采用阴离子交换层析和凝胶排阻层析串联的方法实现了 N16 蛋白的分离纯化。以该纯化工艺制备所得的 N16 蛋白样品纯度大于 97.0%，并且质量均一，说明该制备工艺稳定、可行。

在 N16 蛋白的生物活性方面，进一步探讨了 N16 对破骨细胞的作用，评价了 N16 蛋白抑制破骨细胞的能力。N16 蛋白在较低的浓度（0.2 μmol/L）即将破骨细胞的溶骨能力降低 60%，并且 N16 蛋白抑制破骨作用是多靶点的；在破骨细胞行使破骨功能的过程中，N16 蛋白可抑制细胞酸化，同时抑制破骨相关关键酶——组织蛋白酶 K 的活性。

此外，利用整体动物模型对 N16 蛋白抗骨质疏松的药理活性进行了研究。在地塞米松致骨质疏松的雌性大鼠模型上，N16 蛋白可显著提高骨质疏松大鼠的骨密度和骨最大力学负荷；在成骨功能方面，N16 蛋白可通过提高血液活性 $VD_3$ 水平、降低血液 ALP 水平以促进成骨功能；在破骨功能方面，N16 蛋白可改善动物的血磷吸收，抑制破骨细胞的溶骨功能。综上所述，N16 蛋白具有开发为抗骨质疏松新药的潜力。

# 参 考 文 献

[1] LAO Y, ZHANG X, ZHOU J, et al. Characterization and in vitro mineralization function of a soluble protein complex P60 from the nacre of *Pinctada* fucata [J]. Comp Biochem Physiol B Biochem Mol Biol, 2007, 148 (2): 201 – 208.

[2] MA J Y, WONG K L, XU Z Y, et al. N16, a nacreous protein, inhibits osteoclast differentiation and enhances osteogenesis [J]. J Nat Prod, 2016, 79 (1): 204 – 212.

[3] HOFBAUER L C, KÜHNE C A, VIERECK V. The OPG/RANKL/RANK system in metabolic bone diseases [J]. J Musculoskelet neuronal interact, 2004, 4 (3): 268 – 275.

[4] PAN S H, MALCOLM B A. Reduced background expression and improved plasmid stability with pET vectors in BL21 (DE3) [J]. Biotechniques, 2000, 29 (6): 1234 – 1238.

[5] ZHANG X, HONG S, KANG Y, et al. Expression and purification of the extracellular domain of the human follicle-stimulating hormone receptor using *Escherichia* coli [J]. J Obstet Gynaecol Re, 2014, 40 (2): 501 – 508.

[6] TARTOF K D, HOBBS A C. New cloning vectors and techniques for easy and rapid restriction mapping [J]. Gene, 1988, 67 (2): 169 – 182.

[7] FUJITA Y, HARA Y, SUGA C, et al. Production of shikonin derivates by cell suspension cultures of *Lithospermum* erythrorhizon Ⅱ – a new medium for the production of shikonin derivatives [J]. Plant Cell Rep, 1981, 1 (2): 61 – 63.

[8] TUNG W L, CHOW K C. A modified medium for efficient electrotransformation of *E. coli* [J]. Trends genet, 1995, 11 (4): 128 – 129.

[9] HESTER K L, MADHUSUDHAN K T, SOKATCH Jr. Catabolite repression control by Crc in 2 × YT medium is mediated by posttranscriptional regulation of bkdR expression in *Pseudomonas* putida [J]. J Bacteriol, 2000, 182 (4): 1150 – 1153.

[10] LIU Y, ZHENG P, SUN Z, et al. Strategies of pH control and glucose—fed batch fermentation for production of succinic acid by *Actinobacillus* succinogenes CGM-CC1593 [J]. J Chem Technol Biot, 2010, 83 (5): 722 – 729.

[11] HOFFMAN B J, BROADWATER J A, JOHNSON P, et al. Lactose fed-batch over-

expression of recombinant metalloproteins in *Escherichia* coli BL21（DE3）：process control yielding high levels of metal-incorporated, soluble protein ［J］. Protein Expr Purif, 1995, 6（5）：646-654.

［12］XIE D, LIU D, ZHU H, et al. Multipulse feed strategy for glycerol fed-batch fermentation ［J］. Appl Biochem Biotechnol, 2001, 95（2）：103-112.

［13］PAN J G, RHEE J S, LEBEAULT J M. Physiological constraints in increasing biomass concentration of *Escherichia*, coli, B in fed-batch culture ［J］. Biot Let, 1987, 9（2）：89-94.

［14］DAVILA VAZQUEZ G, ALATRISTE MONDRAGÓN F, LEÓN RODRÍGUEZ A D, et al. Fermentative hydrogen production in batch experiments using lactose, cheese whey and glucose：influence of initial substrate concentration and pH ［J］. Int J Hydrogen Energ, 2008, 33（19）：4989-4997.

［15］HU Z C, ZHENG Y G, SHEN Y C. Dissolved-oxygen-stat fed-batch fermentation of 1, 3-dihydroxyacetone from glycerol by *Gluconobacter* oxydans, ZJB09112 ［J］. Biotechnol Bioproce, 2010, 15（4）：651-656.

［16］COY S R, TANNER R D, ENDO I, et al. Relating the hysteresis between the product and cell growth rates in fermentation processes by an analytical expression ［J］. J Mol Catalysis, 1981, 12（3）：375-383.

［17］NYBO K. Protein purification：ion exchange ［J］. Biotechniques, 2010, 49（6）：869-871.

［18］SUNASARA K M, XIA F, GRONKE R S, et al. Application of hydrophobic interaction displacement chromatography for an industrial protein purification ［J］. Biotechnol Bioeng, 2003, 82（3）：330-339.

［19］NIMMO I A, BAUERMEISTER A. A theoretical analysis of the use of zonal gel filtration in the detection and purification of protein-ligand complexes ［J］. Biochem J, 1978, 169（2）：437-440.

［20］MURPHY P J, STONE O J, ANDERSON M E. Automated hydrophobic interaction chromatography column selection for use in protein purification ［J］. J Vis Exp, 2010（55）：1-10.

［21］COLLIN OSDOBY P, OSDOBY P. RANKL-mediated osteoclast formation from murine RAW 264.7 cells ［M］. Methods Mol Biol, 2012, 876：187-202.

［22］MOK S K, CHEN W F, LAI W P, et al. Icariin protects against bone loss induced by oestrogen deficiency and activates oestrogen receptor-dependent osteoblastic functions in UMR-106 cells ［J］. Br J Pharmacol, 2010, 159（4）：939-949.

［23］MACKIE P S, FISHER J L, ZHOU H, et al. Bisphosphonates regulate cell growth and gene expression in the UMR-106-01 clonal rat osteosarcoma cell line ［J］. Br

J Cancer, 2001, 84 (7): 951 – 958.

[24] HSU H, LACEY D L, DUNSTAN C R, et al. Tumor necrosis factor receptor family member RANK mediates osteoclast differentiation and activation induced by osteoprotegerin ligand [J]. Proc Natl Acad Sci USA, 1999, 96 (7): 3540 – 3545.

[25] WRONSKI T J, DANN L M, SCOTT K S, et al. Long-term effects of ovariectomy and aging on the rat skeleton [J]. Calcif Tissue Int, 1989, 45 (6): 360 – 366.

[26] HUI R, LIANG D, JIANG X, et al. Variance of spinal osteoporosis induced by dexamethasone and methylprednisolone and its associated mechanism [J]. Steroids, 2015, 102: 65 – 75.

[27] ZHAO S, NIU F, XU C Y, et al. Diosgenin prevents bone loss on retinoic acid – induced osteoporosis in rats [J]. Ir J Med Sci, 2015, 185 (3): 581 – 587.

[28] TSUGAWA N, OKANO T. Vitamin D and oeteoporosis [J]. Vitamins, 2009, 83: 651 – 658.

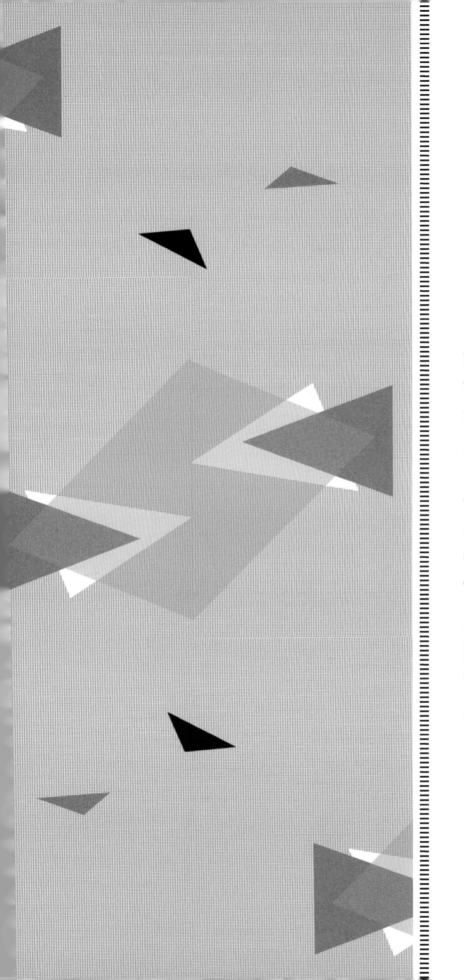

# 第三章 基于RANKL/OPG/RANK信号通路的N16蛋白抗骨质疏松作用机制研究

# 第一节 引 言

## 一、骨质疏松与骨骼生理学概述

骨骼是一个动态活性组织，它通过不断地重建维持其结构完整及矿化平衡。在骨重建的过程中，成骨细胞（发挥骨形成功能）和破骨细胞（发挥骨吸收功能）起着关键的作用。成骨细胞和破骨细胞之间的相互调节，是其动态耦联的基础。

骨质疏松症就是由骨形成和骨吸收之间的平衡被打破导致的。根据国际骨质疏松基金会的定义，骨质疏松症是以骨量降低和骨组织的微结构破坏为特征、骨强度降低和骨折危险度升高的一种全身骨代谢障碍的疾病，它有导致骨折的风险。根据发病原因，骨质疏松症可以分为原发性骨质疏松症、继发性骨质疏松症和特发性骨质疏松症三大主要类型[1]。原发性骨质疏松症是最为常见的一种类型，以骨矿含量减少和骨折为特征，又分为绝经后骨质疏松症（Ⅰ型）和老年性骨质疏松症（Ⅱ型）；继发性骨质疏松指其他影响骨代谢的疾病（如内分泌失调）或者服用药物导致的骨质疏松症，如糖尿病性骨质疏松症、糖皮质激素引起的骨质疏松症等；特发性骨质疏松症主要发病于有遗传家族史的患者，发病率低，病因尚不明确[2]。

骨质疏松症的发病机制与组织、细胞和分子过程紧密相关。在细胞水平上，成骨细胞和破骨细胞之间的通讯和耦联构成了最小的功能单位。骨重塑的过程就是破骨细胞除去的旧骨由成骨细胞形成的新骨替代的连续过程。这种重塑通过防止旧骨积聚来防止其过度老化[3]。在这个过程中，有几个关键因子起着协调成骨细胞和破骨细胞活性的作用，这些因子为骨病理生理学提供了新的概念。

### 1. 破骨细胞和骨吸收

破骨细胞来源于造血干细胞，通过融合来自单核巨噬细胞系的细胞而形成。在肿瘤坏死因子（TNF）家族的成员 NF-κB 配体受体激动剂（RANKL）和巨噬细胞集落刺激因子（M-CSF）的共同作用下，破骨细胞前体分化为完全活化的多核破骨细胞。RANKL 主要表达于成骨细胞、骨髓基质细胞、T 细胞和 B 细胞，激活表达于破骨细胞的受体 RANK。在 RANKL 激活 RANK 后，多种关键转录因子和酶被激活，促进破骨细胞的分化、增殖、多核化和存活。RANKL 和 RANK 对于破骨生成极为重要，敲除 RANKL 或 RANK 的小鼠体内缺失成熟的破骨细胞[4]。多种激素[5-6]和炎症因子[7]通过RANKL通路调节破骨细胞。此外,高RANKL活性还与多种免疫性和恶性骨骼疾病相关,如风湿性关节炎[8]、牙周病、骨髓瘤骨病[9]、骨溶解性骨转移[10]等。

利用其运动的细胞骨架和整合素等黏附因子,破骨细胞附着于骨骼并在骨骼表面形成密封区域,产生溶解矿物组分的酸性介质,使有机基质暴露于酶(如半胱氨酸蛋白激酶[11])的裂解作用中,从而提供高度富集的酸性微环境。组织蛋白酶K是这些酶中最重要的酶,因为它在酸性环境中对三股螺旋胶原具有异常高的胶原酶活性[12],是破骨细胞吸收活性的关键因素。缺乏功能性组织蛋白酶K的人患有致密性成骨不全症,这是一种由于破骨细胞功能不良所致的罕见疾病[13]。如图3-1所示。

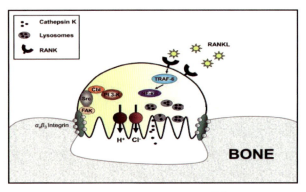

图3-1 破骨细胞生理学[14]

**2. 成骨细胞和骨形成**

成骨细胞来自间充质干细胞,骨基质由胶原蛋白和非胶原蛋白(如Ⅰ型胶原和骨钙蛋白)组成,并控制其随后的矿化,即羟基磷灰石的沉积。因此,骨形成的速度取决于成骨细胞的活性、寿命和前体成骨细胞的数量。甲状旁腺激素(PTH)和PTH相关蛋白(PTHrp)可以通过降低其凋亡率来延长成熟成骨细胞的寿命[15]。位于甲状旁腺表面的钙激素受体(CaR)感受细胞外钙离子水平,并通过调节PTH的释放来控制钙稳态。钙敏感受体调节剂模拟离子钙对CaR的影响,引起PTH分泌设定点的向左移动,即降低PTH的分泌[16-17]。

成骨细胞的分化和其前体成骨细胞数量受到经典的Wnt/$\beta$-Catenin通路调控。Wnt由在果蝇和脊椎动物中发现的两个基因"Wingless"和"Int"的字母缩写组合而成,后者在胚胎学(例如,在中胚层、神经外胚层和体轴形成期间)和骨重塑中起着不同的作用。当被Wnt激活时,该通路最终导致$\beta$-Catenin在细胞核中的积聚并且激活后续基因转录,即信号依赖性细胞分化。当细胞不暴露于Wnt信号时,$\beta$-Catenin降解并且基因转录停止[18-20]。DKK1和Sclerostin是骨骼特异性内源性

Wnt 抑制剂,由于 Wnt 通路在成骨细胞分化过程中发挥关键作用,针对这些抑制剂,可能选择性地允许加速成骨细胞分化并因此增加骨形成速率[20-21]。如图 3-2 所示。

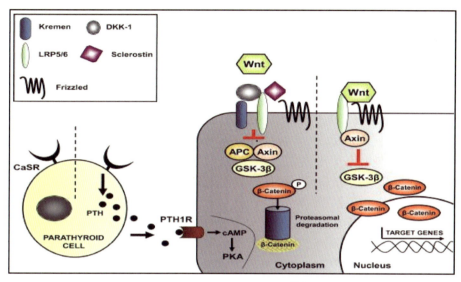

图 3-2 成骨细胞生理学[14]

3. 骨细胞

在基质建立和矿化的过程中,一些成骨细胞仍然被困在陷窝内,它们被命名为骨细胞。其特征在于它们在骨小管中的树突延伸,类似于神经系统的树突网络,允许它们彼此、与在骨表面的细胞交流。骨细胞是骨中最常见的细胞类型,在调节磷酸盐代谢(作为 FGF-23 的来源)中发挥关键作用,并且参与骨重建过程中的信息转移[22]。骨细胞是内源性 Wnt 抑制剂 Sclerostin 的唯一来源[23],这可能是它们用来将机械负荷信息传递给效应细胞的抑制信号之一[24-25]。

## 二、珍珠母蛋白 N16 的药理活性研究进展

N16 蛋白来源于珍珠母蛋白,由 Samata 等人在马氏珠母贝珍珠母不溶于 EDTA 碱性溶液的珍珠母蛋白中发现[26],主要在珍珠层套膜中表达,在珍珠囊和套膜边缘有少量表达[27]。N16 蛋白氨基酸序列中富含 Gly、Tyr、Asn、Cys[28],相对分子量为 16 kDa,有研究表明 N16 蛋白能影响碳酸钙结晶的形态,这种作用与其前 30 个氨基酸和后 30 个氨基酸有关[28-29]。

### 1. N16 药理活性研究现状

(1) 细胞水平研究。本团队采用 MC3T3-E1 细胞模型,通过茜素红染色实验证明 N16 蛋白有促进成骨细胞矿化结节的作用[30],这是成骨细胞分化的最终阶段的标志,是成骨细胞成熟程度、功能强弱的重要指标。N16 蛋白可提高包括骨钙蛋白(osteocalcin)和骨桥蛋白(osteopontin)等成骨相关因子的表达,表明 N16 蛋白有促进成骨细胞分化成熟的作用。此外,通过检测碱性磷酸酶的表达水平和活性来说明 N16 蛋白通过提高碱性磷酸酶的表达和活性来促进成骨细胞的分化和成熟。

N16 蛋白抑制破骨细胞的分化及功能的作用也得到了确认[30-31]。本团队采用 RAW 264.7 细胞模型,通过 TRAP 染色实验证明 N16 蛋白有抑制前体破骨细胞分化为成熟的破骨细胞的作用。N16 蛋白可抑制 NFATc1 和 c-Src 等破骨相关因子,进一步说明 N16 蛋白抑制破骨细胞分化。骨板吸收实验证明了 N16 蛋白能显著抑制破骨细胞的溶骨能力,N16 蛋白抑制破骨细胞肌动蛋白环的形成、抑制抗酒石酸酸性磷酸酶(TRAP)和组织蛋白酶 K (Cathepsin K) 的表达和活性,进一步表明 N16 蛋白有抑制破骨细胞功能的作用。

(2) 整体动物实验研究。在地塞米松致骨质疏松的雌性大鼠模型上,N16 蛋白能显著提高骨质疏松大鼠的骨密度和骨最大力学负荷[31]。骨密度能反映骨骼骨质疏松程度,是临床上骨质疏松诊断最重要的指标,也是动物实验最常用的指标;骨最大力学负荷则反映骨的力学强度,结果提示 N16 蛋白在整体动物模型上具有抗骨质疏松活性。

### 2. 存在的问题

N16 蛋白在整体动物模型上有显著的抗骨质疏松活性,但是其作用机制尚不明确。前期研究虽阐述了 N16 蛋白有促进成骨细胞分化和抑制破骨细胞分化的作用,但是在骨重建的过程中,成骨和破骨之间存在着重要的耦联,前期研究并未评价 N16 蛋白在成骨细胞与破骨细胞之间的调控作用。因此,N16 蛋白对于成骨细胞调控破骨细胞的核心因素 RANKL/OPG 的影响,尚需进行研究。

此外,前期研究表明,N16 蛋白可破坏破骨细胞肌动蛋白环,对破骨细胞的酸性工作区域和组织蛋白酶 K 的活性有抑制作用,提示 N16 蛋白可作用于破骨细胞的多个方面来抑制破骨细胞的溶骨功能,而 RANK 是破骨细胞表面的重要受体,在调节破骨细胞的分化和功能中起着关键的枢纽作用,同时也是 RANKL/OPG 作用的靶向位点。但是,前期研究并未展开 N16 蛋白的靶点研究,因此有必要探讨 N16 蛋白的靶点和具体分子机制。

## 三、本章研究内容概述

本章研究的主要内容:

（1）以泼尼松龙致斑马鱼骨质疏松模型进行 N16 蛋白抗骨质疏松的药理活性评价和机制研究。实验中首先通过荧光染色的方法进行骨密度检测，然后提取 RNA 进行转录组测序，对测序结果进行差异基因分析、GO 功能分析和 KEGG 分析，初步揭示 N16 蛋白抗泼尼松龙致斑马鱼骨质疏松活性的机制。

（2）采用前体成骨细胞 UMR-106，通过 RT-qPCR 和 Western Blot 法检测成骨细胞表达的 RANKL/OPG 的变化，揭示 N16 蛋白在成骨细胞与破骨细胞之间的调控作用，并深入探讨其调控的机制。

（3）采用前体破骨细胞 RAW 264.7，通过比较在破骨细胞分化不同阶段给予 N16 蛋白对其分化和功能的影响，探讨 N16 蛋白在破骨细胞分化的作用阶段；进一步通过蛋白与蛋白相互作用的研究方法考察 N16 蛋白与破骨细胞表明受体 RANK 的相互作用，确认 N16 蛋白的作用靶点；再通过 RT-qPCR 和 Western Blot 法对 RANK 的表达进行检测，揭示 N16 蛋白对 RANK 表达的影响，最终阐释 N16 蛋白抑制破骨分化的分子机制。

## 第二节　N16 蛋白抑制泼尼松龙致斑马鱼骨质疏松的药理作用及机制研究

斑马鱼作为一种重要的模式生物，近年来被广泛用于建立疾病模型和药物研究中[32-33]。斑马鱼具有个体小、易于饲养、发育快速，胚胎在母体外透明发育，易于观察和操作等优点。其用于骨质疏松症的研究具有生理及遗传学依据，其骨骼结构、骨代谢及信号通路都与人类有高度相似性[34]。斑马鱼骨包含骨形成和骨吸收活动所需的细胞，属较完整体系。有研究表明，经过泼尼松龙处理的斑马鱼在骨骼矿化的早期出现严重的迟缓[35]。因此，我们选择泼尼松龙处理斑马鱼构建糖皮质激素型骨质疏松症模型。

骨密度全称是骨骼矿物质密度。骨矿物质含量与骨骼强度和内环境稳定密切相关，是骨骼强度的一个重要指标。钙黄绿素能够敏感地、特异性地结合钙化的骨结构[36]，经钙黄绿素染色、荧光显微镜采集到的荧光强度能反映钙化的骨含量；而骨密度与骨骼中钙的含量关系最为密切。因此，实验采用钙黄绿素染色法，用荧光显微镜采集到的荧光强度来评价 N16 蛋白对泼尼松龙致斑马鱼骨质疏松症的治疗作用。

## 一、药理作用研究

【实验材料】

(一) 仪器设备

解剖显微镜（SZX7，OLYMPUS，Japan）；电动聚焦连续变倍荧光显微镜（AZ100，Nikon，Japan）；显微注射仪（IM-300，Narishige，Japan）；拉针仪（PC-10，Narishige，Japan）；标准型电化学分析仪/pH计（PB-10，Sartorius，Germany）。

(二) 试剂材料

泼尼松龙（阿拉丁，批号28778）；依替膦酸二钠（TargetMol，批号T1210）；钙黄绿素（Sigma，批号C0875-5G）；甲基纤维素（阿拉丁）；6孔细胞培养板（Nest Biotech，USA）。

(三) 实验动物

野生型AB系斑马鱼，自然成对交配繁殖，年龄为受精后3天（3 dpf），用于评价N16蛋白对斑马鱼骨质疏松药理作用实验。斑马鱼饲养于28 ℃的养鱼用水中（水质：每1 L反渗透水中加入200 mg速溶海盐，电导率：480～510 μs/cm；pH：6.9～7.2；硬度：53.7～71.6 mg/L $CaCO_3$），实验动物使用许可证号为：SYXK（浙）2012-0171。饲养管理符合国际AAALAC认证的要求。

【实验部分】

(一) 斑马鱼对N16蛋白的最大耐受剂量（MTD）测定

随机选取3 dpf正常野生型AB系斑马鱼于六孔板中，每孔（即每浓度组）30尾，用泼尼松龙处理正常斑马鱼建立斑马鱼骨质疏松症模型，骨质疏松症模型斑马鱼分别按每尾0.75 ng、1.5 ng、3 ng、6 ng、12 ng和24 ng的剂量于卵黄囊注射给予N16蛋白，同时设置正常对照组和模型对照组。28 ℃培养箱孵育4天，每天观察并统计斑马鱼死亡数量与毒性情况，确定斑马鱼对N16蛋白的最大耐受剂量（MTD）。

(二) N16蛋白对泼尼松诱导的斑马鱼骨质疏松的作用

随机选取3 dpf正常野生型AB系斑马鱼于六孔板中，每孔（即每浓度组）30

尾，用泼尼松龙处理正常斑马鱼建立斑马鱼骨质疏松症模型，骨质疏松症模型斑马鱼分别按每尾 0.375 ng、0.75 ng、1.5 ng 和 3 ng 的剂量于卵黄囊注射给予 N16 蛋白，阳性对照药依替膦酸二钠 300 μg/mL 浓度，每孔 3 mL 容量，同时设置正常对照组和模型对照组。28 ℃ 培养箱孵育 4 天后，每组随机挑取 10 尾，用 0.2% 钙黄绿素进行染色，染色后进行拍照并采集数据，分析统计斑马鱼脊椎骨前三节的荧光强度。

（三）数据统计及处理

数据采用"平均值 ± 标准差"（$mean \pm SD$）表示。应用 SPSS19.0 软件进行统计分析。3 组以上数据单因素方差分析采用 one-way ANOVA 进行统计分析，两组数据间的比较采用 non-paired student's $t$-test 进行分析。$P < 0.05$ 为显著性差异，$P < 0.01$ 为非常显著性差异。

【实验结果】

（一）斑马鱼幼鱼对 N16 蛋白的最大耐受剂量（MTD）

实验观察各浓度组 N16 蛋白引起斑马鱼幼鱼的反应并统计斑马鱼死亡率，结果显示，注射 20 nL 最大溶解度（100 μmol/L）的 N16 蛋白（即每尾 24 ng）不影响斑马鱼幼鱼的生存。因此在本实验中，斑马鱼对 N16 蛋白的最大耐受剂量为每尾 24 ng（受限于注射体积与 N16 蛋白的溶解度）。如图 3 – 3 所示。

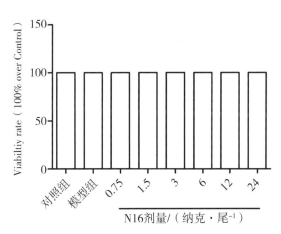

图 3 – 3  N16 蛋白对斑马鱼幼鱼生存的影响测定结果（$n = 10$）

（二）N16 蛋白对泼尼松龙诱导的斑马鱼幼鱼骨质疏松症的作用

斑马鱼幼鱼对于 N16 蛋白的 MTD 为每尾 24 ng，在评价 N16 蛋白对泼尼松龙诱导的斑马鱼骨质疏松的作用实验中，N16 的剂量设置为每尾 0.375 ng、0.75 ng、1.5 ng 和 3 ng。如图 3-4 所示，与正常组相比，以泼尼松龙给药的模型组斑马鱼脊椎骨的荧光强度显著降低（$P < 0.001$），表明造模成功；阳性药物依替膦酸二钠组的斑马鱼幼鱼脊椎骨荧光强度大于模型对照组（$P < 0.001$），提示依替膦酸二钠对斑马鱼骨质疏松症具有显著的治疗作用。与模型组相比，每尾给予 1.5 ng 和 3 ng N16 蛋白的斑马鱼幼鱼的脊椎骨荧光强度显著提高（$P < 0.01$ 和 $P < 0.001$），提示 N16 蛋白对泼尼松龙诱导的斑马鱼幼鱼骨质疏松有显著的抑制作用。

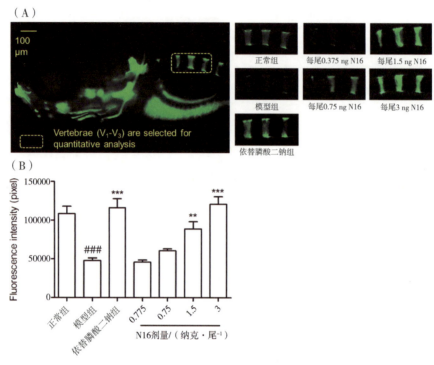

图 3-4　N16 蛋白对泼尼松龙诱导的斑马鱼骨质疏松的作用（$n = 10$）
注：与正常组比，### $P < 0.001$；与模型组比，** $P < 0.01$，*** $P < 0.001$。

### （三）小结

在本实验中，泼尼松龙致骨质疏松的斑马鱼幼鱼在给予 N16 蛋白后，其椎骨荧光强度显著提高，且呈现一定的剂量依赖效果，提示 N16 蛋白对泼尼松龙诱导的斑马鱼幼鱼骨质疏松有显著的抑制作用。上述结果表明 N16 蛋白对糖皮质激素型骨质疏松症有良好的治疗作用。

## 二、机制研究

转录组是某个物种或者细胞类型产生的所有转录产物的集合。转录组是连接基因组遗传信息与蛋白质组生物功能的必然纽带，转录水平的调控目前研究广泛，同时也是生物体重要的调控方式。转录组测序是基因功能和结构研究的基础，通过新一代高通量测序，能够全面快速地获得某一物种特定组织或器官在某一状态下的几乎所有转录本序列信息，已广泛应用于基础研究、临床诊断和药物研发等领域。本节采用转录组测序的方法，从转录组水平揭示 N16 蛋白对泼尼松龙致斑马鱼幼鱼骨质疏松症的治疗作用的分子机制。

## 【实验材料】

### （一）仪器设备

生物分析仪（2100，Agilent，USA）；超微量紫外/可见光分度计（Nanodrop 2000c，ThermoFisher，USA）；移液器（Rainin，USA）；自动高压蒸汽灭菌锅（GR60DA，致微仪器，中国）；高速离心机（5430R，Eppendorf，Germany）；超低温冰箱（DW-86L486，海尔，中国）；多孔超微量核酸蛋白分析仪（Biotek Epoch，USA）；梯度 PCR 仪（ABI Veriti，USA）；荧光定量 PCR 仪（Roche LightCycler 480，Germany）。

### （二）试剂材料

Trizol（TAKARA，货号：D9108）；RT-PCR Kit（Promega，货号：K1005S）；GoTaq® qPCR Master Mix（Promega，货号：A6001）；氯仿（分析纯，衡阳市凯信化工试剂）；异丙醇（分析纯，广东光华化学厂）；无水乙醇（分析纯，天津富宇精细化工）。

## 【实验部分】

### （一）转录组测序

#### 1. 样品准备

随机选取 3 dpf 正常野生型 AB 系斑马鱼于六孔板中，每孔（即每浓度组）20 尾，用泼尼松龙处理正常斑马鱼建立斑马鱼骨质疏松症模型，骨质疏松症模型斑马鱼按每尾 3 ng 的剂量于卵黄囊注射给予 N16 蛋白，每孔 3 mL 容量，同时建立正常对照组和模型对照组。28 ℃ 培养箱孵育 4 天后，20 尾混为一组进行 RNA 提取，每个组各 3 次重复。Total RNA 的浓度、RIN 值、28 S/18 S 和片段大小使用 Agilent 2100 Bioanalyzer（Agilent RNA 6000 Nano Kit）进行检测。

## 2. 文库构建

如图 3-5 所示，文库构建的方法如下：①用 mRNA 富集法或 rRNA 去除法对 Total RNA 进行处理。mRNA 富集，即用带有 OligodT 的磁珠富集有 polyA 尾巴的 mRNA；rRNA 去除，即用 DNA 探针杂交 rRNA，RNaseH 选择性消化 DNA/RNA 杂交链，再用 DNaseI 消化掉 DNA 探针，纯化后即得到所需 RNA。②用打断 buffer 把获得的 RNA 片段化，随机的 N6 引物进行反转录，再合成 cDNA 二链形成双链 DNA。③把合成的双链 DNA 末端补平并 5′端磷酸化，3′端形成突出一个"A"的粘末端，再连接一个 3′端有凸出"T"的鼓泡状的接头。④连接产物通过特异的引物进行 PCR 扩增。⑤PCR 产物热变性成单链，再用一段桥式引物将单链 DNA 环化得到单链环状 DNA 文库。⑥上机测序。

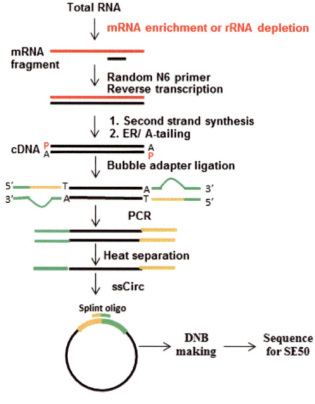

图 3-5 BGISEQ-500 平台实验流程

## 3. 数据分析

数据分析的步骤如下：①基因表达量分析。使用 Bowtie2[37]将 clean reads 比对到参考序列以统计基因比对率，之后再使用 RSEM[38]计算基因和转录本的表达水平。② 差异表达基因检测。根据需求，使用 DEGseq 算法进行差异基因检测。DEGseq 方法基于泊松分布，根据 Wang L、Feng Z[39]等描述的方法进行 DEG 检测，并根据正态分布计算 $P$ 值。通过 Y. Benjamini[40]和 J. Storey[41]两种策略将 $P$ 值矫正为 $Q$ 值。为了提高 DEGs 的准确性，我们将差异为 1.5 倍以上并且 $Q$ 值不大于 0.001 的基因筛选为显著差异表达基因。③差异表达基因 GO 功能分析。根据 GO 注释结果及官方分类，将差异基因进行功能分类，然后对 $P$ 值进行 $FDR$ 校正，通常 $FDR \leq 0.01$ 的功能视为显著富集。④根据 KEGG 注释结果及官方分类，我们将差异基因进行生物通路分类，然后对 $P$ 值进行 $FDR$ 校正，通常 $FDR \leq 0.01$ 的通路视为显著富集。

### （二）RT-qPCR 法验证差异基因表达

#### 1. 反转录

将实验所得 RNA 样品，根据 Promega 反转录试剂盒说明书进行反转录操作，具体操作如下：①按表 3-1 配制体系；②冰上加样后，按 25 ℃ 5min、42 ℃ 60min、70 ℃ 15 min、4 ℃ ∞ 的条件进行反转录 PCR 反应，得到 cDNA 样品，于 -20 ℃ 保存，用于荧光定量反应。

表 3-1 反转录反应

| 试剂 | 体积 |
| --- | --- |
| Nuclease-Free Water | $(10.6 - X)$ μL |
| GoScript™5X Reaction Buffer | 4.0 μL |
| MgCl$_2$（25 μmol/L） | 2.0 μL |
| PCR Nucleotide Mix | 1.0 μL |
| Recombinant Rnasin Ribonuclease Inhibitor | 0.4 μL |
| GoScript™Reverse Transcriotase | 1.0 μL |
| Oligo（dT）Primer | 1.0 μL |
| RNA | $X$（up to 5 μg） |
| Total | 20.0 μL |

#### 2. qPCR 检测

将反转录制备得的 cDNA 进行 qPCR 检测，具体操作如下：①引物如表 3-2 所示。②按表 3-3 配制反应体系（10 μL）。③按照表 3-3 的反应体系加样后将 384 孔板封膜，4 ℃ 3000 r/min 离心 3 min，在 Roche LightCycler 480 实时荧光定量 PCR 仪中进行 PCR 扩增反应，反应程序如表 3-4 所示。④利用 $2^{\Delta\Delta Ct}$ 法分析目标基因的相对表达量。将各组目标基因的 $Ct$ 值减去内参基因的 $Ct$ 值，得各组目标基因 $\Delta Ct$ 值。$\Delta\Delta Ct = \Delta Ct_{正常对照组} - \Delta Ct_{给药组}$。给药组基因的表达水平是正常对照组的 $2^{\Delta\Delta Ct}$ 倍。

表3-2 RT-qPCR 所用引物序列

| Gene | Forward primer (5′>3′) | Reverse primer (5′>3′) |
|---|---|---|
| $\beta$-actin | ACGAACGACCAACCTAAACTCT | TTAGACAACTACCTCCCTTTGC |
| TNFR1 | CTGGACTGAGGGGCTTTGTT | TGGTACGTACACGGCGAAAT |
| PI3K | ACCCCTCTCTCCCACAAAACT | TGAAGAGACGCAATGGCGAA |
| COL5a3b | GAGCTGTGCTGTACCTGCTA | CACTCAGTCTGTCGGTGGAT |
| VDR | ACCCACTGAGACTCCAGGTT | CCCTCGTCTGCTAGTGATGG |

表3-3 qPCR 反应体系

| 试剂 | 体积/μL |
|---|---|
| SYBR Premix Ex Taq™ (2×) | 5.0 |
| PCR Forward Primer (100 μmol/L) | 0.05 |
| PCR Reverse Primer (100 μmol/L) | 0.05 |
| DNA 模板 | 1.0 |
| Nuclease-Free Water | 4.0 |
| 合计 | 10.1 |

表3-4 qPCR 反应程序

| 步骤 | | 温度/℃ | 时间 | 循环数 |
|---|---|---|---|---|
| 预变性 | — | 95 | 10 min | 1 |
| 定量 | 变形 | 95 | 10 s | |
| | 退火 | 72 | 20 s | 45 |
| | 延伸 | 60 | 20 s | |
| 溶解曲线 | — | 95 | 5 s | 1 |
| | | 65 | 1 min | |
| | | 97 | 30 s | |
| 冷却 | — | 4 | ∞ | 1 |

(三) 数据分析及统计

数据采用平均值±标准差（mean±SD）表示。应用 SPSS19.0 软件进行统计分析。3 组以上数据单因素方差分析采用 one-way ANOVA 进行统计分析，两组数据间的比较采用 non-paired student's $t$-test 进行分析。$P<0.05$ 为显著性差异，$P<0.01$ 为

非常显著性差异。

【实验结果】

（一）转录组测序结果的总体情况

在药理实验中，我们发现 N16 蛋白对泼尼松龙致斑马鱼幼鱼骨质疏松症有治疗作用，为了获得斑马鱼骨质疏松症模型在转录组层面的总体情况，并初步揭示 N16 蛋白治疗斑马鱼骨质疏松症的作用机制，我们在 BGISEQ-500 平台上分别对斑马鱼幼鱼正常对照组、模型对照组和 N16 蛋白组（每尾 3 ng）的 RNA 样本进行测序。共检测到 29287 个基因，并基于基因表达水平，通过 DEGseq 算法检测了组间差异基因（DEG），结果如图 3-6 所示。与正常对照组相比，模型对照组的上调基因多于下调基因（比例约为 3.5:1），N16 蛋白组与模型对照组相比，下调基因则多于上调基因。

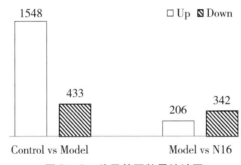

图 3-6　差异基因数量统计图

（二）差异基因的功能注释

为了深入分析 DEGs，我们进行了 GO（gene ontology）分类和功能富集。GO 分为三个部分：分子生物学功能、细胞成分和生物过程。上调基因和下调基因的 GO 分类如图 3-7 所示。

"模型 vs 对照"组和"N16 vs 模型"组分别有 3376 个和 677 个 DEGs 有 GO 注释。在这些基因中，1482（311）个 DEGs 归属于生物过程；1142（180）个 DEGs 归属于细胞组分；752（186）个归属于分子功能。在生物过程相关的差异基因中，大多数涉及"cellular processes"（312 个或 49 个）、"metabolic process"（276 个或 81 个）、"localization"（123 个或 24 个）和"response to stimulus"（117 个或 38 个）。大部分细胞成分相关基因参与"cell"和"cell part"。大部分分子功能相关基因则参与"binding"和"catalytic activity"。

为了得到 DEGs 预测功能的更多信息，我们基于 KEGG 数据库对基因进行分

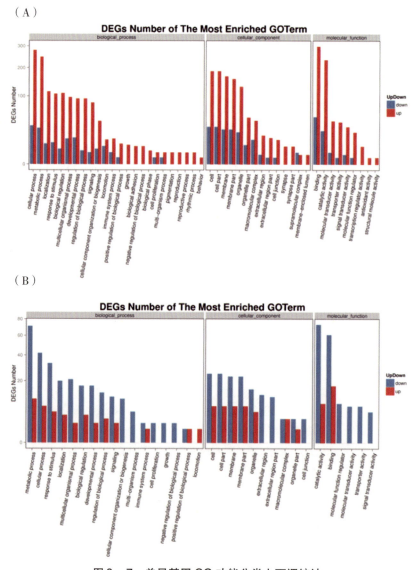

**图 3-7 差异基因 GO 功能分类上下调统计**

注：(A) 模型组 vs 对照组；(B) N16 组 vs 模型组。

类。KEGG 分析显示，"模型 vs 对照"组和"N16 vs 模型"组的 DEGs 分别分配到 309 条和 227 条 KEGG 通路。表 3-5 至表 3-8 为部分结果。"模型 vs 对照"组的前 5 条通路为：蛋白质消化吸收、胰腺分泌、胰岛素抵抗、光转导和心血管活性多肽信号通路。此外，与胰岛素和 II 型糖尿病有关的通路的排名靠前。对于"N16 vs 模型"组，蛋白质消化吸收、补体和凝血级联反应、脂肪消化吸收、胰腺分泌等信号通路排名靠前。

表 3-5 模型组 vs 对照组的差异基因（前 50）

| Gene ID | Symbol | Control-Expression | Model-Expression | $\log_2$ Ratio (Model/Control) | $Q$-value | Up-Down-Regulation (Model/Control) |
|---|---|---|---|---|---|---|
| 402805 | pvald1 | 231406 | 109810 | -1.18735 | 0 | Down |
| 30295 | rho | 74168 | 189498 | 1.241381 | 0 | Up |
| 58143 | mylz3 | 156760 | 67292 | -1.33198 | 0 | Down |
| 445051 | krt91 | 46478.81 | 10122.5 | -2.31097 | 0 | Down |
| 30327 | cyt1 | 39198.9 | 8269.42 | -2.35689 | 0 | Down |
| 368924 | fkbp5 | 3349 | 25986 | 2.844 | 0 | Up |
| 794486 | krt4 | 37879.98 | 13380.95 | -1.61319 | 0 | Down |
| 393665 | ndrg1b | 34111.52 | 75713.3 | 1.038355 | 0 | Up |
| 550134 | ubb | 20486.86 | 53050.96 | 1.260747 | 0 | Up |
| 436716 | opn1lw2 | 22028.36 | 51989.11 | 1.126915 | 0 | Up |
| 321552 | smyhc1 | 8456.95 | 28445.11 | 1.638039 | 0 | Up |
| 393376 | hif1al | 5477 | 21686 | 1.873374 | 0 | Up |
| 65223 | try | 1318 | 12040 | 3.079481 | 0 | Up |
| 797351 | krt5 | 17077.7 | 4582.86 | -2.00973 | 0 | Down |
| 563855 | chac1 | 18511 | 43021 | 1.104726 | 0 | Up |
| 792062 | cyt1l | 8993.37 | 965.92 | -3.33082 | 0 | Down |
| 335651 | rbp4l | 17842.35 | 41226.93 | 1.096349 | 0 | Up |
| 553473 | crybb1l1 | 3401 | 15654 | 2.090568 | 0 | Up |
| $1 \times 10^8$ | apoa1b | 1484.43 | 10784.97 | 2.749109 | 0 | Up |
| 393802 | camk1gb | 5998.54 | 18767.13 | 1.533592 | 0 | Up |
| 447843 | ctrl | 503 | 6387 | 3.554576 | 0 | Up |
| 322451 | ctrb1 | 632.79 | 6747.4 | 3.3026 | 0 | Up |
| 554107 | ela3l | 409 | 5817 | 3.71817 | 0 | Up |
| 555812 | ucp2 | 3294 | 12391 | 1.799448 | 0 | Up |
| 30735 | irbp | 11161 | 25879 | 1.101383 | 0 | Up |
| $1.01 \times 10^8$ | prss59.2 | 596.83 | 5689.76 | 3.141043 | 0 | Up |
| 553371 | krtt1c19e | 3954.1 | 152 | -4.81314 | 0 | Down |
| 140428 | gnat1 | 6118 | 16600 | 1.328119 | 0 | Up |
| 246092 | cpa5 | 343.01 | 4387.9 | 3.565275 | 0 | Up |

续上表

| Gene ID | Symbol | Control-Expression | Model-Expression | log₂ Ratio (Model/Control) | $Q$-value | Up-Down-Regulation (Model/Control) |
|---|---|---|---|---|---|---|
| 64611 | atp1a3b | 7929.61 | 18477.28 | 1.108498 | 0 | Up |
| 445029 | tnni2b.2 | 2597.29 | 9193.28 | 1.71164 | 0 | Up |
| 393285 | irs2a | 5479 | 13922 | 1.233449 | 0 | Up |
| 334304 | ela2l | 581 | 4440 | 2.822017 | 0 | Up |
| 393971 | pdk2b | 4783.18 | 12398.72 | 1.262217 | 0 | Up |
| 415233 | trim63a | 6942 | 15756 | 1.070545 | 0 | Up |
| $1.1 \times 10^8$ | NA | 8356 | 3171 | -1.50981 | 0 | Down |
| 322614 | arg2 | 6587 | 14873 | 1.06307 | 0 | Up |
| 572207 | rcvrn3 | 6382.35 | 14544.3 | 1.076362 | 0 | Up |
| $1 \times 10^8$ | hsp70.1 | 729.41 | 4327.87 | 2.456923 | 0 | Up |
| 336165 | myl1 | 12857 | 6603 | -1.07329 | 0 | Down |
| 402815 | nr1b2a | 6078 | 13806 | 1.071694 | 0 | Up |
| 403061 | ela2 | 180.61 | 2695.83 | 3.787847 | 0 | Up |
| 360151 | opn1mw2 | 1761.82 | 6296.88 | 1.725638 | 0 | Up |
| 560210 | hsp70l | 656 | 3914.39 | 2.465087 | 0 | Up |
| 436656 | krt97 | 5744.06 | 2046.75 | -1.60067 | 0 | Down |
| 557812 | fam184b | 11187 | 5914 | -1.03155 | 0 | Down |
| 393673 | desi1a | 2040.95 | 6398.15 | 1.536474 | 0 | Up |
| 790945 | oaz2b | 1440 | 5128 | 1.720395 | 0 | Down |
| 568088 | rbm25a | 9068.96 | 4567.81 | -1.10137 | 0 | Up |
| 322453 | prss59.1 | 229.17 | 2334.24 | 3.32653 | 0 | Up |

表3-6 N16组 vs 模型组的差异基因（前50）

| Gene ID | Symbol | Model-Expression | N16-Expression | log₂ Ratio (N16/Model) | $Q$-value | Up-Down-Regulation (N16/Model) |
|---|---|---|---|---|---|---|
| 30295 | hro | 189498 | 87092 | -1.04283 | 0 | Down |
| 436716 | opn1lw2 | 51989.11 | 21187.82 | -1.21624 | 0 | Down |
| 553473 | crybb1l1 | 15654 | 2315 | -2.647871 | 0 | Down |
| 321552 | smyhc1 | 28445.11 | 11026.09 | -1.28852 | 0 | Down |
| $1 \times 10^8$ | apoa1b | 107847.97 | 2002.1 | -2.3507 | 0 | Down |

续上表

| Gene ID | Symbol | Model-Expression | N16-Expression | $\log_2$ Ratio (N16/Model) | Q-value | Up-Down-Regulation (N16/Model) |
|---|---|---|---|---|---|---|
| 65223 | try | 12040 | 2581 | -2.14309 | 0 | Down |
| 436857 | cryba2b | 22953 | 10081 | -1.10831 | 0 | Down |
| 322451 | ctrb1 | 6747.4 | 1364.9 | -2.2268 | 0 | Down |
| 554107 | ela3l | 5817 | 1093 | -2.33324 | 0 | Down |
| 447843 | ctrl | 6387 | 1466 | -2.04451 | 0 | Down |
| $1.01 \times 10^8$ | press59.2 | 5689.76 | 1144.92 | -2.23438 | 0 | Down |
| 249062 | cpa5 | 4387.9 | 838.85 | -230831 | 0 | Down |
| 334304 | ela2l | 4440 | 1055 | -1.99458 | 0 | Down |
| 553371 | krtt1c19e | 152 | 1939.4 | 3.752206 | 0 | Up |
| 569489 | fetub | 4085 | 1010 | -1.93724 | 0 | Down |
| 403061 | ela2 | 2695.83 | 444.82 | -2.5207 | 0 | Down |
| 560018 | bfsp1 | 1600.69 | 102.43 | -3.88724 | 0 | Down |
| 322453 | prss59.1 | 2334.24 | 416.08 | -2.40928 | 0 | Down |
| 360151 | opn1mw2 | 6296.88 | 2706.08 | -1.13969 | 0 | Down |
| 378727 | pck1 | 3463.55 | 1108.82 | -1.56449 | 0 | Down |
| 553420 | mipb | 3508.76 | 1304.32 | -1.34892 | 0 | Down |
| 30355 | apoa1a | 1706.53 | 347.01 | -2.21928 | 0 | Down |
| 140814 | cebpb | 3625 | 1397 | -1.29691 | 0 | Down |
| $1 \times 10^8$ | hsp70.1 | 4327.87 | 1845.96 | -1.15055 | 0 | Down |
| 321166 | apobb.1 | 1606 | 335 | -2.1825 | 0 | Down |
| 322327 | apoa2 | 1756 | 421 | -1.98166 | 0 | Down |
| 560210 | hsp70l | 3914.39 | 1689.19 | -1.13372 | 0 | Down |
| 322481 | cel.1 | 1156.59 | 195.07 | -2.48907 | 0 | Down |
| 322543 | apoa4b.1 | 1391.88 | 311.06 | -2.08303 | 0 | Down |
| 437008 | lctla | 1825 | 570 | -1.60012 | 0 | Down |
| 30671 | hsp70.3 | 1675.73 | 498.86 | -1.66934 | 0 | Down |
| 574001 | c6ast4 | 1186.8 | 257.43 | -2.12609 | 0 | Down |
| 171481 | fabp10a | 1308 | 343 | -1.85234 | 0 | Down |
| 79378 | agxtb | 810 | 119 | -2.68822 | 0 | Down |
| 565869 | klt9 | 2175 | 893 | -1.20554 | 0 | Down |

续上表

| Gene ID | Symbol | Model-Expression | N16-Expression | $\log_2$ Ratio (N16/Model) | $Q$-value | Up-Down-Regulation (N16/Model) |
|---|---|---|---|---|---|---|
| 322412 | cpb1 | 1514 | 507 | -1.49957 | 0 | Down |
| 406338 | chia.2 | 1304.37 | 423.5 | -1.54418 | $5.75 \times 10^{-93}$ | Down |
| 553686 | tefb | 2471 | 1154 | -1.01971 | $4.08 \times 10^{-92}$ | Down |
| 327274 | elom7b | 985 | 262 | -1.83182 | $1.91 \times 10^{-89}$ | Down |
| 394142 | hpda | 1357 | 469 | -1.45402 | $1.65 \times 10^{-88}$ | Down |
| 406539 | amy2a | 843 | 204 | -1.96822 | $2.47 \times 10^{-84}$ | Down |
| 335732 | elovl4b | 2077 | 941 | -1.0635 | $5.11 \times 10^{-83}$ | Down |
| $1 \times 10^8$ | oaz2a | 1093 | 349 | -1.56826 | $8.88 \times 10^{-80}$ | Down |
| 322701 | serpina1 | 902.28 | 255.17 | -1.74338 | $1.29 \times 10^{-76}$ | Down |
| 393486 | lgals2b | 2000 | 932 | -1.02286 | $4.67 \times 10^{-75}$ | Down |
| 334274 | myhc4 | 300.26 | 21.63 | -3.71637 | $1.19 \times 10^{-58}$ | Down |
| 568900 | sycn.2 | 486.03 | 95.61 | -2.26707 | $2.19 \times 10^{-58}$ | Down |
| 378986 | fga | 479 | 95 | -2.25529 | $3.42 \times 10^{-57}$ | Down |
| 431764 | cpa4 | 491 | 104 | -2.1604 | $1.29 \times 10^{-55}$ | Down |
| 553587 | apoea | 381 | 73 | -2.30508 | $7.57 \times 10^{-47}$ | Down |

表 3-7 包含最多差异基因的 KEGG 通路（"模型 vs 对照"组）

| Pathway | Control vs model.DEGseq_Method | All-gene | $Q$-value |
|---|---|---|---|
| Protein digestion and absorption | 49 | 287 | $2.94 \times 10^{-7}$ |
| Pancreatic secretion | 38 | 213 | $3.26 \times 10^{-6}$ |
| Circadian rhythm-fly | 8 | 18 | $9.10 \times 10^{-4}$ |
| Insulin resistance | 29 | 193 | $2.35 \times 10^{-3}$ |
| Phototransduction | 17 | 89 | $4.15 \times 10^{-3}$ |
| Apelinsignaling pathway | 42 | 344 | $4.48 \times 10^{-3}$ |
| Fat digestion and absorption | 15 | 75 | $4.48 \times 10^{-3}$ |
| AMPKsignalingpathway | 32 | 240 | $4.48 \times 10^{-3}$ |
| Type ll diabetes mellitus | 17 | 94 | $4.48 \times 10^{-3}$ |
| Adipocytokine signaling pathway | 23 | 151 | $4.48 \times 10^{-3}$ |
| cGMP-PKG signaling pathway | 48 | 419 | $4.48 \times 10^3$ |
| Renin secretion | 23 | 154 | $5.47 \times 10^{-3}$ |

续上表

| Pathway | Control vs model.DEGseq_Method | All-gene | Q-value |
|---|---|---|---|
| Insulin signalingpathway | 34 | 271 | $6.30 \times 10^{-3}$ |
| Circadian entrainment | 30 | 231 | $7.26 \times 10^{-3}$ |
| Complementand coagulation cascades | 28 | 211 | $7.40 \times 10^{-3}$ |
| Dopaminergicsynapse | 33 | 285 | $2.55 \times 10^{-2}$ |
| Glucagon signaling pathway | 24 | 188 | $2.85 \times 10^{-2}$ |
| Retrograde endocannabinoid signaling | 25 | 200 | $2.93 \times 10^{-2}$ |
| Carbohydrate digestion and absorption | 12 | 70 | $3.32 \times 10^{-2}$ |

表3-8 包含最多差异基因的 KEGG 通路（"N16 vs 模型"组）

| Pathway | Model vs N16.DEGseq-Method | All-gene | Q-value |
|---|---|---|---|
| Protein digestion and absorption | 26 | 287 | $2.35 \times 10^{-10}$ |
| Complementand coagulation cascades | 21 | 211 | $3.16 \times 10^{-9}$ |
| Fat digestion and absorption | 13 | 75 | $1.32 \times 10^{-8}$ |
| Pancreatic secretion | 19 | 213 | $9.06 \times 10^{-8}$ |
| One carbon pool by folate | 17 | 177 | $1.73 \times 10^{-7}$ |
| Fanconi anemia pathway | 18 | 230 | $1.26 \times 10^{-6}$ |
| Nucleotide excision repair | 16 | 237 | $4.57 \times 10^{-5}$ |
| Apoptosis-multiplespecies | 11 | 116 | $7.10 \times 10^{-5}$ |
| Vitamin digestion and absorption | 9 | 82 | $1.56 \times 10^{-4}$ |
| Apoptosis-fly | 12 | 161 | $2.46 \times 10^{-4}$ |
| Staphylococcus aureus infection | 9 | 117 | $2.17 \times 10^{-3}$ |
| Vasopressin-regulated water reabsorption | 9 | 118 | $2.17 \times 10^{-3}$ |
| Metabolic pathways | 59 | 2362 | $5.60 \times 10^{-3}$ |
| Carbohydrate digestion and absorption | 6 | 70 | $1.40 \times 10^{-2}$ |
| PPAR signaling pathway | 8 | 137 | $2.41 \times 10^{-2}$ |
| Salmonella infection | 10 | 208 | $2.70 \times 10^{-2}$ |
| Legionellosis | 8 | 143 | $2.79 \times 10^{-2}$ |
| Lipoic acidmetabolism | 2 | 6 | $4.57 \times 10^{-2}$ |

### (三) 骨质疏松相关基因的分析

为了考察骨质疏松症模型中成骨和破骨相关基因的表达情况，研究 N16 蛋白对这些基因表达的影响，探讨 N16 蛋白治疗斑马鱼幼鱼骨质疏松症的机制，我们关注若干成骨和破骨相关基因。如图 3-8 所示，与正常对照组相比，模型对照组的成骨相关基因的表达量有所下降，破骨相关基因表达上升；而与模型对照组相比，N16 蛋白组能提高成骨相关基因的表达，并降低破骨相关基因表达。在这些成骨相关基因中，col1a1a、col1a1b 和 col5a3b 分别属于 I 型和 V 型胶原，通过在骨骼与结缔组织中形成和保持骨架的完整性发挥骨形成的作用，col2a1a 则与软骨分化相关[42-43]；fgf2、fgfr2 和 fgfr3 是调控成骨细胞分化的 FGF 通路的关键因子。破骨相关基因大部分属于破骨细胞分化相关的 RANKL-RANK 通路[44]、TGFβ 通路[45] 和 PI3K-Akt 通路[46]，如图 3-8（B）所示。

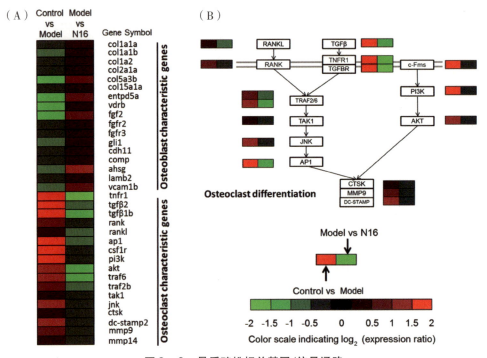

图 3-8　骨质疏松相关基因/信号通路

### (四) RT-qPCR 法验证转录组测序数据

为了验证转录组的分析结果，我们选择了"模型 vs 对照"组中两个显著下调的基因和两个显著上调的基因，通过 RT-qPCR 法对其表达量进行检测，得到的结果与测序结果进行比较。在这 4 个基因中，col5a3b 和 vdr 是成骨相关特征性基因，

tnfr1 和 pi3k 则是破骨相关特征性基因。如图 3-9 所示，尽管在表达水平上存在一些定量差异，但 RT-qPCR 结果和高通量测序结果表现出相似的表达趋势，转录组测序结果和 RT-qPCR 验证之间获得良好的一致性，提示转录组测序结果是可靠的。

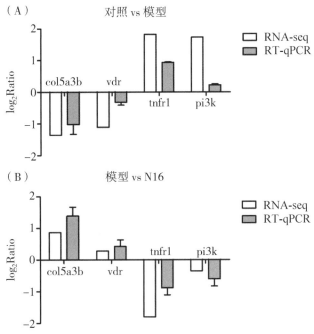

图 3-9 转录组测序和 RT-qPCR 法检测的基因表达量比较

（五）小结

转录组测序是目前应用广泛的一种测序技术，能够全面快速地获得某一物种特定组织或器官在某一状态下的几乎所有转录本序列信息。在本实验中，测序结果显示经泼尼松龙处理的模型动物在转录组水平表现出骨质疏松症的特点，包括成骨相关特征性因子表达水平下降，破骨相关特征性因子表达水平上升，胰岛素和Ⅱ型糖尿病相关的基因表达水平上升。本团队前期在细胞水平的药理研究提示 N16 蛋白有促进成骨细胞分化和抑制破骨细胞分化的作用，本实验结果进一步揭示：N16 蛋白可能通过提高成骨分化相关的信号通路，如 FGF 通路等相关因子的表达，起到促进骨形成的作用；通过抑制破骨细胞分化相关的 RANKL - RANK 通路、TGFβ 通路和 PI3K - Akt 通路等相关因子的表达，起到抑制骨吸收的作用。

## 第三节 N16 蛋白对 UMR-106 细胞的 RANKL/OPG 比例的调节及机制研究

本团队前期的药理研究发现，N16 蛋白能抑制 RANKL 诱导的小鼠巨噬细胞 RAW 264.7 向破骨细胞分化。破骨细胞是唯一能够造成骨吸收的细胞[47]，其分化与成熟过程受多种细胞因子调节，在 RANKL 诱导的小鼠巨噬细胞 RAW 264.7 模型中最重要的是 OPG/RANKL/RANK 系统。其中，由成骨细胞分泌的 RANKL 与 OPG 相互拮抗，RANKL 作用于破骨细胞表明受体 RANK，促进破骨细胞的分化，而 OPG 则能与 RANKL 结合，从而抑制破骨细胞的分化[48]。因此，RANKL/OPG 的表达比例可作为评价药物对破骨细胞分化影响的一个指标。本实验将从这一角度评价 N16 蛋白对破骨细胞分化的影响。

大鼠成骨样细胞 UMR-106 是经典的前体成骨细胞，从形态和性质上都较好地保留了成骨细胞独有的特征，常被用于研究药物作用下 RANKL/OPG 表达比例的改变[49]。因此，本实验采用 UMR-106 细胞系进行 N16 蛋白对 RANKL/OPG 表达比例影响的实验。

有文献指出，RANKL/OPG 的比值受甲状旁腺激素（PTH）的影响，持续性给予 PTH 24 h 的大鼠的 OPG 的 mRNA 表达持续降低，RANKL 的 mRNA 表达则得到提高[50]。而 PTH 是通过与成骨细胞系中的 G 蛋白偶联 PTH/PTH 相关蛋白（PTHrP）受体（PTHR）结合来发挥其介导骨代谢的作用的[51-52]。PTH 与其受体结合后会提高胞内第二信使（如 cAMP）和钙离子的水平[53-55]，这些第二信使的激活进一步导致成骨破骨相关基因的表达水平的改变。因此，本实验考察 N16 蛋白是否通过调节 PTHR-cAMP 这条信号通路来调节 RANKL/OPG 的表达比例。

### 一、N16 蛋白对 UMR-106 细胞的 RANKL/OPG 比例的调节

【实验材料】

(一) 仪器设备

细胞培养箱（Forma3111，Thermofisher，USA）；超净工作台（HT-840，中国）；倒置显微镜（Nikon，TE2000-U，Japan）；多功能酶标仪（TECAN，Switzerland）；超微量紫外/可见光分度计（Nanodrop 2000c，ThermoFisher，USA）；移液器

(Rainin，USA)；自动高压蒸汽灭菌锅（GR60DA，致微仪器，中国）；高速离心机（5430R，Eppendorf，Germany）；超低温冰箱（DW-86L486，海尔，中国）；多孔超微量核酸蛋白分析仪（Biotek Epoch，USA）；梯度 PCR 仪（ABI Veriti，USA）；荧光定量 PCR 仪（Roche LightCycler 480，Germany）。

（二）试剂材料

$25\ cm^2$ 细胞培养瓶（JET BIOFIL，货号：TCF012050）；6 孔细胞培养板（JET BIOFIL，货号：TCP001006）；UMR-106 细胞系（购于 ATCC 细胞库，由本团队项目组传代冻存）；DMEM 培养基（Hyclone，货号：AC11018291）；磷酸盐缓冲液（PBS，Gibco，货号：10010023）；胰酶（Amresco，货号：0785，含 EDTA，胰酶浓度 0.25%）；胎牛血清（FBS，Lonsera，货号：S711-001S）；双抗（Gibco，货号：15140-122）；BCA 蛋白浓度测定试剂盒（碧云天，货号：P0010）；RIPA 细胞裂解液（碧云天，货号：P0012B）；Trizol（TAKARA，货号：D9108）；RT-PCR Kit（Promega，货号：K1005S）；GoTaq® qPCR Master Mix（美国 Promega，货号：A6001）；氯仿（分析纯，衡阳市凯信化工试剂，批号：20101001）；异丙醇（分析纯，广东光华化学厂，货号：20091106）；无水乙醇（分析纯，天津富宇精细化工，批号：20130108）；RANKL ELISA 试剂盒（武汉优尔生，货号：SEA855Ra）；OPG ELISA 试剂盒（武汉优尔生，货号：SEA108Ra）。

【实验部分】

（一）实验分组

实验分为 4 个组，分别为正常对照组、N16 低剂量组（1.25 μmol/L）、N16 中剂量组（2.5 μmol/L）、N16 高剂量组（5 μmol/L），N16 蛋白处理 48 h 后进行检测。

（二）细胞培养

UMR-106 细胞购自 ATCC 细胞库。以含 10% 的胎牛血清的 DMEM 培养基，在 37 ℃、5% $CO_2$ 条件的细胞培养箱中培养，当细胞长至 80%～90% 时进行胰酶消化，以 1∶4 比例传代。

（三）RT-qPCR 法检测 RANKL/OPG mRNA 表达实验

1. RNA 提取方法

具体操作过程如下：① 6 孔板每孔加入预冷的 PBS 2 mL 洗涤细胞，操作重复 2 遍。② 每孔加入 1 mL 的 Trizol 裂解液，反复吹打后，室温静置 5 min。③ 当细胞完全裂解后转移至 1.5 mL EP 管中，每孔加入 0.2 mL 三氯甲烷，剧烈震荡 30 s，室温静置 5 min。④ 4 ℃、16000 r/min 离心 15 min，此时样品会出现分层现象，液体分为 3 层：底层为有机相，上层为透明水相，以及中间层，RNA 主要包含在上层水相中。⑤ 小心吸取上层水相（约 400 μL）到新的 EP 管中，加入等体积异丙醇上下颠倒 EP 管使其充分混匀，室温静置 10 min。⑥ 4 ℃ 15000 r/min 离心 10 min。⑦ EP 管底部出现沉淀，小心吸去上清，每个 EP 管中加入 1 mL 75% 乙醇轻轻地上下颠倒 EP 管洗涤沉淀。⑧ 12000 r/min 离心 5 min，弃去上清，通风 10 min 将沉淀吹干。⑨ 加入 20 μL 的 DEPC 水使 RNA 样品充分溶解，得到的 RNA 样品保存于 -80 ℃ 条件下备用。

### 2. RT-qPCR 检测

引物序列如表 3-9 所示，其余步骤同本章第二节。

表 3-9　RT-qPCR 所用引物序列

| Gene | Forward primer (5'>3') | Reverse primer (5'>3') |
| --- | --- | --- |
| β-actin | ATATTGACGGGCAGTATGCA | TCAAACTGCGTGGATGGGAT |
| RANKL | TCGCTCTGTTCCTGTACT | AGTGCTTCTGTGTCTTCG |
| OPG | ATTGGCTGAGTGTTCTGGT | CTGGTCTCTGTTTTGATGC |

### （四）ELISA 法检测 RANKL/OPG 蛋白表达实验

细胞给药 48 h 后收集细胞上清液，4 ℃，15000 r/min 离心 5 min，吸取上清液，按试剂盒说明采用 ELISA 法测定 RANKL 和 OPG 的浓度。

### （五）数据统计及处理

数据采用平均值 ± 标准差（$mean \pm SD$）表示。应用 SPSS19.0 软件进行统计分析。3 组以上数据单因素方差分析采用 one-way ANOVA 进行统计分析，两组数据间的比较采用 non-paired student's $t$-test 进行分析。$P < 0.05$ 为显著性差异，$P < 0.01$ 为非常显著性差异。

## 【实验结果】

### （一）N16 蛋白对 RANKL/OPG mRNA 比例的调节作用

成骨细胞分泌的 RANKL 和 OPG 这两种因子能调控破骨功能。RANKL 作用于破骨细胞表面受体 RANK，促进破骨细胞的分化；OPG 则与 RANKL 结合，从而抑制破骨细胞的分化，当成骨细胞表达的 RANKL/OPG 比例升高，破骨细胞的分化成熟和破骨能力都会提高。

UMR-106细胞经N16蛋白处理48 h后，RANKL的mRNA表达呈剂量依赖性下降，OPG则无明显变化，RANKL/OPG的表达比例呈剂量依赖性降低（图3-10）。与对照组相比，3个剂量均有显著性差异，结果表明N16蛋白可调控成骨细胞RANKL/OPG的表达比例来抑制破骨细胞的分化和破骨功能。

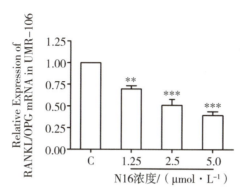

图3-10　UMR-106细胞RANKL/OPG mRNA相对表达比例（$n=5$）

注：与正常组比，** $P<0.01$，*** $P<0.001$。

### （二）N16蛋白对RANKL/OPG蛋白比例的调节作用

UMR-106细胞经N16蛋白处理48 h后，RANKL的蛋白表达量呈剂量依赖性下降，OPG则无明显变化，RANKL/OPG的表达比例呈剂量依赖性降低（图3-11），与对照组相比有显著性差异，结果表明N16蛋白可调控成骨细胞RANKL/OPG的表达比例来抑制破骨细胞的分化和破骨功能。

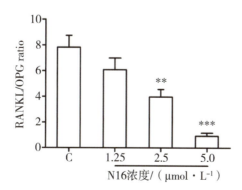

图3-11　UMR-106细胞RANKL/OPG蛋白相对表达比例（$n=5$）

注：与正常组比，** $P<0.01$，*** $P<0.001$。

## 二、N16 蛋白调节 RANKL/OPG 比例的机制研究

### 【实验材料】

#### (一) 仪器设备

细胞培养箱（Forma3111，Thermofisher，USA）；超净工作台（HT-840，中国）；倒置显微镜（Nikon，TE2000-U，Japan）；多功能酶标仪（TECAN，Switzerland）；超微量紫外/可见光分度计（Nanodrop 2000c，ThermoFisher，USA）；移液器（Rainin，USA）；自动高压蒸汽灭菌锅（GR60DA，致微仪器，中国）；高速离心机（5430R，Eppendorf，Germany）；超低温冰箱（DW-86L486，海尔，中国）；多孔超微量核酸蛋白分析仪（Biotek Epoch，USA）；梯度 PCR 仪（ABI Veriti，USA）；荧光定量 PCR 仪（Roche LightCycler 480，Germany）。

#### (二) 试剂材料

$25\ cm^2$ 细胞培养瓶（JET BIOFIL，货号：TCF012050）；6 孔细胞培养板（JET BIOFIL，货号：TCP001006）；UMR-106 细胞系（购于 ATCC 细胞库，由本团队项目组传代冻存）；DMEM 培养基（Hyclone，货号：AC11018291）；磷酸盐缓冲液（PBS，Gibco，货号：10010023）；胰酶（Amresco，货号：0785，含 EDTA，胰酶浓度 0.25%）；胎牛血清（FBS，Lonsera，货号：S711-001S）；双抗（Gibco，货号：15140-122）；BCA 蛋白浓度测定试剂盒（碧云天，货号：P0010）；RIPA 细胞裂解液（碧云天，货号：P0012B）；Trizol（TAKARA，货号：D9108）；RT-PCR Kit（Promega，货号：K1005S）；GoTaq® qPCR Master Mix（Promega，货号：A6001）；氯仿（分析纯，衡阳市凯信化工试剂）；异丙醇（分析纯，广东光华化学厂）；无水乙醇（分析纯，天津富宇精细化工）；cAMP ELISA 试剂盒（R & D，货号：SKGE002B）。

### 【实验部分】

#### (一) RT-qPCR 法检测 PTHR mRNA 表达

引物序列如表 3-10 所示，其余步骤同本章第二节。

第三章 基于RANKL/OPG/RANK信号通路的N16蛋白抗骨质疏松作用机制研究

表3-10 RT-qPCR所用引物序列

| Gene | Forward primer (5'>3') | Reverse primer (5'>3') |
| --- | --- | --- |
| $\beta$ - actin | ATATTGACGGGCAGTATGCA | TCAAACTGCGTGGATGGGAT |
| PTHR | ACGCGCAACTACATCCACAT | CTGGAAGGAGTTGAAGAGCA |

(二) ELISA法检测cAMP分泌

实验共设5个组，rPTH (1-34) 刺激15 min诱导cAMP分泌作为模型组，其余4个组分别为正常对照组、N16低剂量组 (1.25 μmol/L)、N16中剂量组 (2.5 μmol/L)、N16高剂量组 (5 μmol/L)，N16蛋白处理48 h后收集细胞上清液，4 ℃，15000 r/min离心5 min，吸取上清液，按试剂盒说明采用ELISA法测定cAMP的浓度。

【实验结果】

(一) N16蛋白对PTHR表达的影响

PTH/PTHrP受体(PTHR)cAMP通路是成骨细胞RANKL和OPG的其中一条上游通路，PTHR的表达和cAMP分泌的下降导致RANKL/OPG的比例上升。如图3-12所示，以浓度为1.25~5.0 μmol/L的N16蛋白处理UMR-106细胞系48 h后，PTHR mRNA表达呈剂量依赖性下降。

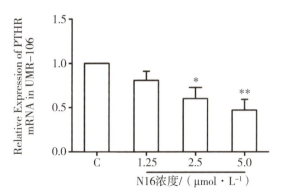

图3-12 UMR-106细胞PTHR mRNA相对表达量 ($n$=5)

注：与正常组比，* $P<0.05$，** $P<0.01$。

(二) N16蛋白对cAMP分泌的影响

如图3-13所示，与正常组相比，加入rPTH (1-34) 的模型组的cAMP量显著提高（$P<0.05$），提示造模成功；与模型组相比，5 μmol/L N16 蛋白能显著抑制由 rPTH（1-34）诱导的 cAMP 分泌。

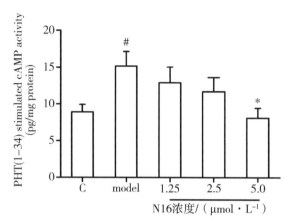

图 3-13　rPTH（1-34）刺激下 UMR-106 细胞 cAMP 蛋白分泌量（$n=5$）

注：与正常组比，#$P<0.05$；与模型组比，*$P<0.05$。

（三）小结

RANKL 和 OPG 是由成骨细胞分泌，作用于破骨细胞的分子，RANKL 与破骨细胞或其前体细胞表面受体 RANK 特异性结合，诱导前体细胞分化为成熟破骨细胞，促进骨吸收，而 OPG 作为诱饵受体与 RANKL 结合，阻断其与 RANK 的结合，抑制前体细胞向破骨细胞的分化，并抑制破骨细胞的功能，RANKL/OPG 的比例是反映破骨分化水平的一个重要指标。本团队前期的药效实验结果表明，N16 蛋白能抑制 RANKL 诱导的小鼠巨噬细胞 RAW 264.7 向破骨细胞分化，而本实验结果则表明，N16 蛋白可通过影响成骨细胞表达的 RANKL/OPG 的比例间接调控破骨细胞的分化成熟，从而抑制骨吸收。此外，本实验还表明，N16 蛋白抑制 UMR-106 细胞膜受体 PTHR 表达和第二信使 cAMP 的分泌，提示 N16 蛋白通过作用于 PTHR-cAMP 这条信号通路来影响 RANKL/OPG 的表达比例。

由于 RANKL 和 OPG 这两个分子连接了成骨细胞和破骨细胞，越来越多的药物将 RANKL/OPG 的表达比例作为靶点，以期能达到成骨和破骨的相对平衡。因此，N16 蛋白是一种有潜力的具有双向调控作用的药物，阐释其调节 RANKL/OPG 表达比例的机制有利于其进一步开发。

## 第四节　N16 蛋白抑制破骨细胞的分化及溶骨功能的机制研究

本团队前期的药理研究发现，N16 蛋白能抑制 RANKL 诱导的小鼠巨噬细胞 RAW 264.7 向破骨细胞分化，能抑制其特征性酶抗酒石酸酸性磷酸酶（TRAP）和组织蛋白酶 K（Cathepthin K）的活性，能抑制其骨吸收能力。然而，N16 蛋白抑制破骨细胞的分化和功能的具体分子机制仍不清楚。因此，本节实验主要开展 N16 蛋白抑制 RANKL 诱导的小鼠巨噬细胞 RAW 264.7 的分化及功能的具体分子机制研究。

破骨细胞来源于骨髓巨噬细胞系，是目前所知唯一能造成骨吸收的细胞，在维持骨吸收和骨形成的平衡中具有重要的作用。但由于破骨细胞高度分化，细胞体积大，脆性大，直接从动物或者人体身上得到成熟的破骨细胞数量少，活性受损，成功率较低。随着诱导破骨细胞分化和成熟因子的发现，利用未分化细胞体外诱导分化为破骨细胞越来越成熟。

RAW 264.7 细胞是小鼠单核巨噬细胞株，它和小鼠原代巨噬细胞在 RANKL 存在的条件下可以分化为成熟破骨细胞。我们采用 RAW 264.7 细胞和小鼠原代巨噬细胞作为细胞模型进行 N16 蛋白抑制破骨细胞分化的作用评价。此外，RAW 264.7 细胞可以无限增殖，利用 RANKL 诱导的方法可以稳定地得到破骨细胞，为深入研究 N16 蛋白抑制破骨细胞分化及功能的作用机制提供了基础。

抗酒石酸酸性磷酸酶（tartrate-resistant acid phosphatase，TRAP）特异性地表达于破骨细胞，是破骨细胞分化成熟的关键酶，TRAP 染色阳性的多核巨噬细胞是成熟破骨细胞的标志，目前普遍用于鉴定破骨细胞的分化成熟[56]。而 TRAP 的活性随着破骨细胞的分化成熟逐渐提高，与骨板吸收实验一起是正面评价破骨细胞破骨功能的指标。

RANK 是在破骨细胞、破骨细胞前体细胞、树突细胞及一些癌细胞表面表达的I型跨膜蛋白，属于肿瘤坏死因子（tumor necrosis factor，TNF）家族成员之一。RANKL 是 RANK 的配体，RANKL 与 RANK 结合后，激活下游信号通路[57]，启动破骨细胞特异性基因如 TRAP 和 Cathepsin K 等的转录，这些下游基因在不同阶段促进了破骨细胞的成熟[58]。造血前体细胞中 RANK 的表达是破骨细胞分化与活化所必须的，也是骨吸收与趋钙激素调节的钙平衡所必须的[59-60]。小鼠若是缺失 RANK 或是 RANKL，会表现出相似的表型，提示该受体－配体在骨重塑中是必需的。

## 一、N16 蛋白对破骨细胞分化的影响

【实验材料】

(一) 仪器设备

细胞培养箱 (Forma3111, Thermofisher, USA); 超净工作台 (HT-840, 中国); 倒置显微镜 (Nikon, TE2000-U, Japan); 多功能酶标仪 (TECAN, Switzerland); 移液器 (Rainin, USA); 自动高压蒸汽灭菌锅 (GR60DA, 致微仪器, 中国)。

(二) 试剂材料

RANKL (Peprotech, 货号: 315-11); M-CSF (Peprotech, 货号: 315-02); RAW 264.7 细胞系 (购于 ATCC 细胞库, 由本团队项目组传代冻存); RPMI-1640 培养基 (Gibco, 货号: 15140-122); α-MEM 培养基 (Gibco, 货号: 12571063); 磷酸盐缓冲液 (PBS, Gibco, 货号: 10010023); 胰酶 (Amresco, 货号: 0785, 含 EDTA, 胰酶浓度 0.25%); 胎牛血清 (FBS, Lonsera, 货号: S711-001S); 双抗 (Gibco, 货号: 15140-122); BCA 蛋白浓度测定试剂盒 (碧云天, 货号: P0010); RIPA 细胞裂解液 (碧云天, 货号: P0012B); 抗酒石酸酸性磷酸酶染色试剂盒 (Sigma, 货号: 387-A); 抗酒石酸酸性磷酸酶检测试剂盒 (碧云天, 货号: P0332)。

【实验部分】

(一) 细胞培养

**1. 原代细胞分离与培养**

C57/BL6 小鼠颈椎脱臼处死, 取双侧股骨与胫骨, 转移至超净台; 仔细分离肌肉等组织, 完整暴露骨质, 离断两端, 用 1 mL 针头冲洗骨髓至 α-MEM 培养基中; 1000 r/min 离心 5 min, 重悬细胞, 转移至含 10% 血清的 α-MEM 培养基中, 在 37 ℃、5% $CO_2$ 条件的细胞培养箱中培养 24 h。收集未贴壁细胞, 加入 M-CSF (50 ng/mL) 培养 3 天后弃去悬浮细胞, 贴壁细胞则为骨髓来源巨噬细胞 (BMMs)[61]。后续实验中所有组别细胞均以终浓度为 50 ng/mL 的 M-CSF 处理, 模型组和不同剂量的 N16 蛋白组以终浓度为 50 ng/mL RANKL 处理。

### 2. RAW 264.7 细胞培养

RAW 264.7 细胞购自 ATCC 细胞库。以含 10% 的胎牛血清 1640 培养基，在 37 ℃、5% $CO_2$ 条件的细胞培养箱中培养，当瓶底细胞长至 80%～90% 时进行 1∶10 密度传代。

### （二）TRAP 染色观察小鼠骨髓来源巨噬细胞分化

给药 4 天后，弃去原培养基，根据抗酒石酸酸性磷酸酶染色试剂盒说明书进行染色。具体步骤如下：①配置固定液，取 Citrate Solution 25 mL、丙酮 65 mL、37% 甲醛 8 mL，混匀后使用；4 ℃ 密封保存，使用前，使其温度升至室温。②取一个 1.5 mL 离心管，加入 0.5 mL Sodium Nitrite Solution、0.5 mL Fast Garnet GBC Base Solution，颠倒混匀 30 s，静置 2 min。③配置染色液，37 ℃ 温热的纯水 45 mL，步骤②所配的溶液 1 mL、Naphthol AS-BI Phosphoric Solution 0.5 mL、Acetate Solution 2 mL、Tartrate Solution 1 mL；使用前温育使其温度达到 37 ℃。④取出细胞，弃去原培养基，每孔加入 1 mL PBS 洗涤 1 次，每孔加入 100 μL 固定液固定 30 s。吸去固定液，PBS 洗涤 3 次，每孔加入步骤③所配制的染色液 100 μL，37 ℃ 避光孵育 1 h。弃去原溶液，PBS 洗涤 1 次，最后每孔加入 100 μL PBS，倒置显微镜下观察细胞形态、染色情况，拍照。统计各孔中细胞核数目不少于 3 的紫红色细胞数目。最终结果以 RANKL 对照组的百分比显示。

### （三）活性测定

给药 4 天后，弃去原培养基，PBS 洗涤 3 次，将培养板置于冰上，每孔加入 200 μL 细胞裂解液，冰上裂解 20 min。根据抗酒石酸酸性磷酸酶检测试剂盒说明书进行细胞裂解液样品 TRAP 活性测定。采用 BCA 蛋白浓度测定试剂盒说明书测定相应样品的总蛋白含量。以每毫克蛋白 TRAP 活力单位（U）进行统计分析，最终结果以 RANKL 对照组的百分比显示。

### （四）数据统计及处理

数据采用平均值±标准差（$mean \pm SD$）表示。应用 SPSS19.0 软件进行统计分析。3 组以上数据单因素方差分析采用 one-way ANOVA 进行统计分析，两组数据间的比较采用 non-paired student's $t$-test 进行分析。$P<0.05$ 为显著性差异，$P<0.01$ 为非常显著性差异。

## 【实验结果】

### （一）N16 蛋白对小鼠骨髓来源巨噬细胞分化的影响

BMMs 具有在 M-CSF 和 RANKL 的诱导下分化成为成熟的破骨细胞的潜力。如图 3-14（A）所示，与正常组相比，RANKL 组的 TRAP 活性显著提高，说明

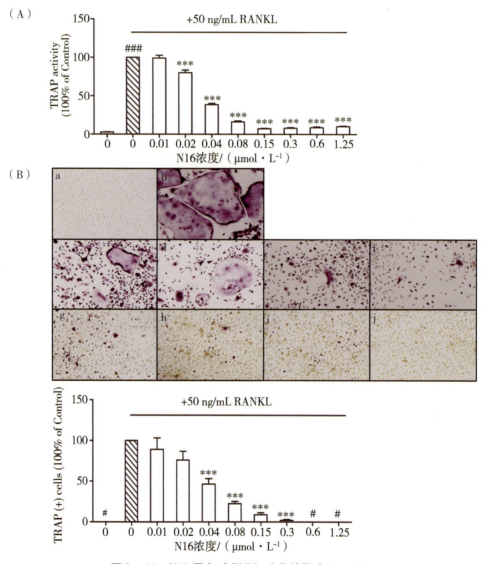

图 3-14　N16 蛋白对 BMMs 分化的影响（$n=5$）

注：（A）TRAP 活性测定；（B）TRAP 染色；a：正常组；b：RANKL 对照组；c～j：0.01～1.25 μmol/L N16 组。与正常组比，### $P<0.001$；与 RANKL 对照组比，*** $P<0.001$；#：未观察到 TRAP（+）细胞。

BMMs 在 M-CSF 和 RANKL 的诱导下，破骨功能提高。加入 N16 蛋白后，TRAP 活性被显著抑制。其中，当 N16 蛋白剂量达到 0.04 μmol/L 时，N16 蛋白对 TRAP 活性抑制达到半数抑制率。

成熟的破骨细胞，细胞体积增大，细胞核数目增多（不少于 3 个），胞浆因为富含抗酒石酸酸性磷酸酶，可被染成紫色。比较图 3-14（B）中图 a 与图 b，图 a 中细胞体积小且没有被染成紫色；图 b 中可见大量紫色细胞，细胞体积增大，胞浆内可见多个细胞核，说明 BMMs 在 M-CSF 和 RANKL 的诱导下，成功分化为成熟的破骨细胞。加入 N16 蛋白后，随着 N16 蛋白的浓度增大，紫色、大体积、多核细胞的数目逐渐减少，说明 N16 蛋白对 BMMs 的分化具有抑制作用，且该抑制作用具有剂量依赖关系，给予 0.6 μmol/L 和 1.25 μmol/L N16 的实验组均未观察到 TRAP（+）的细胞。

## （二）N16 蛋白对 RAW 264.7 细胞分化的影响

RAW 264.7 细胞具有在 RANKL 的诱导下分化成为成熟的破骨细胞的潜力。如图 3-15（A）所示，与正常组相比，RANKL 组的 TRAP 活性显著提高，说明 RAW 264.7 细胞在 RANKL 的诱导下，破骨功能提高。加入 N16 蛋白后，TRAP 活性被显著抑制，起效剂量为 0.08 μmol/L。

成熟的破骨细胞，细胞体积增大，细胞核数目增多（不少于 3 个），胞浆因为富含抗酒石酸酸性磷酸酶，可被染成紫色。比较图 3-15（B）中图 a 与图 b，图 a 中细胞体积小且没有被染成紫色；图 b 中可见大量紫色细胞，细胞体积增大，胞浆内可见多个细胞核，说明 RAW 264.7 细胞在 RANKL 的诱导下，成功分化为成熟的破骨细胞。加入 N16 蛋白后，随着 N16 蛋白的浓度增大，紫色、大体积、多核细胞的数目逐渐减少，说明 N16 蛋白对 RAW 264.7 细胞的分化具有抑制作用，且该抑制作用具有剂量依赖关系，给予 1.25 μmol/L N16 蛋白的实验组未观察到 TRAP（+）的细胞。

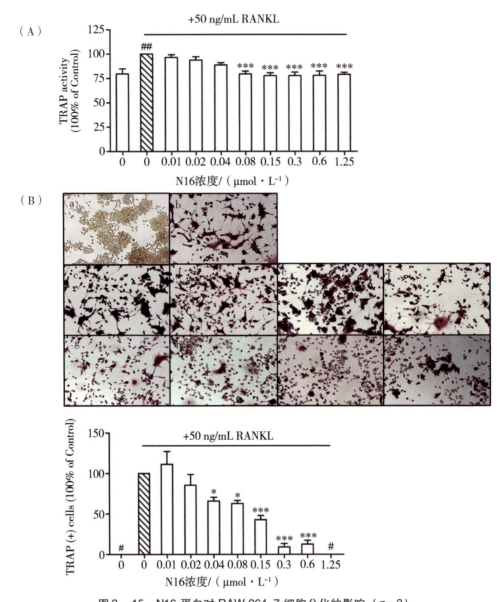

图 3-15  N16 蛋白对 RAW 264.7 细胞分化的影响（$n=3$）

注：（A）TRAP 活性测定；（B）TRAP 染色；a：正常组；b：RANKL 对照组；c～j：0.01～1.25 μmol/L N16 组；与正常组比，## $P<0.01$；与 RANKL 对照组比，* $P<0.05$，*** $P<0.001$；#：未观察到 TRAP（+）细胞。

## 二、N16 蛋白抑制 RANKL 诱导前体破骨细胞 RAW 264.7 分化的机制研究

【实验材料】

(一) 仪器设备

细胞培养箱 (Forma3111, Thermofisher, USA);超净工作台 (HT-840, 中国);倒置显微镜 (Nikon, TE2000-U, Japan);多功能酶标仪 (TECAN, Switzerland);移液器 (Rainin, USA);自动高压蒸汽灭菌锅 (GR60DA, 致微仪器, 中国);高速离心机 (5430R, Eppendorf, Germany);超低温冰箱 (DW-86L486, 海尔, 中国);多孔超微量核酸蛋白分析仪 (Biotek Epoch, USA);梯度 PCR 仪 (ABI Veriti, USA);荧光定量 PCR 仪 (Roche LightCycler 480, Germany);Monolith NT.115 (Nanotemper, Germany)。

(二) 试剂材料

RANKL (Peprotech, 货号:315-11);RANK (Peprotech, 货号:310-08);M-CSF (Peprotech, 货号:315-02);RAW 264.7 细胞系 (购于 ATCC 细胞库, 由本团队项目组传代冻存);RPMI-1640 培养基 (Gibco, 货号:15140-122);α-MEM 培养基 (Gibco, 货号:12571063);磷酸盐缓冲液 (PBS, Gibco, 货号:10010023);胰酶 (Amresco, 货号:0785, 含 EDTA, 胰酶浓度 0.25%);胎牛血清 (FBS, Lonsera, 货号:S711-001S);双抗 (Gibco, 货号:15140-122);BCA 蛋白浓度测定试剂盒 (碧云天, 货号:P0010);RIPA 细胞裂解液 (碧云天, 货号:P0012B);抗酒石酸酸性磷酸酶染色试剂盒 (Sigma, 货号:387-A);抗酒石酸酸性磷酸酶检测试剂盒 (碧云天, 货号:P0332);核蛋白提取试剂盒 (ThermoFisher, 货号:78833);96 孔骨板 (康宁, 货号:3988);Monolith NTTM Standard Treated Capillaries (Quantum Design, 货号:K002);Monolith NTTM Protein Labeling Kit RED-NHS (Amine Reactive, Quantum Design, 货号:L001);$\beta$-actin (l102) Rabbit polyclonal antibody (Bioworld, 货号:AP0060);RANK (H-7) (SANTA CRUZ, 货号:sc-374360);Lamin B1 (D9V6H) Rabbit mAb (Cell Signaling, 货号:13435);PU.1 (C-3) Mouse mAb (SANTA CRUZ, 货号:sc-390405);MITF (D-9) Mouse mAb (SANTA CRUZ, 货号:sc-515925)。

## 【实验部分】

### (一) 骨板吸收实验

取处于对数生长期的 RAW 264.7 细胞,接种于 96 孔骨板,每孔 200 μL 培养基,于 37 ℃、5% $CO_2$ 恒温培养箱中培养。24 h 细胞贴壁后,将培养基更换为 α-MEM 培养基。按实验需要进行药物处理,3 天更换 1 次培养基,第七天弃去培养基,加入 5% 漂白剂洗去细胞,超纯水洗 3 遍,室温放置干燥后,置于显微镜下观察拍照。图片以 Photoshop 软件统计骨吸收区域面积百分比。

### (二) RT-qPCR 法检测 Cathepsin K、TRAP、RANK、MITF 和 PU.1 mRNA 表达

引物序列如表 3-11 所示,其余步骤同本章第三节。

表 3-11　RT-qPCR 所用引物序列

| Gene | Forward primer (5'>3') | Reverse primer (5'>3') |
| --- | --- | --- |
| GAPDH | AACTTTGGCATTGTGGAAGG | ACACATTGGGGGTAGGAACA |
| Cathepsin K | GGCCAACTCAAGAAGAAAAC | GTGCTTGCTTCCCTTCTGG |
| TRAP | ACACAGTGATGCTGTGTGGCAACTC | CCAGAGGCTTCCACATATATGATGG |
| RANK | ATGGTGGGCTACCCAGGTGA | ACTTGCGGCTGCACAGTGA |
| MITF | CGGATTTCGAAGTCGGGGAG | CTGTACCCAAGGCAAGGG |
| PU.1 | GGTCCTAACCCCGACCATTG | TCGGTGATGCTGGACCCTAC |

### (三) Western Blot 法检测 MITF 和 PU.1 蛋白表达

#### 1. 蛋白提取

具体步骤如下:①弃去 6 孔板培养基,每孔加入预冷的 PBS 2 mL 洗涤细胞,重复操作 2 遍。②每孔加入 500 μL PBS,用细胞刮把细胞刮下,转移至 1.5 mL 离心管中,1000 r/min 离心 3 min 后弃上清。③每管加入 100 μL CERI (CERI:PMSF =10:1),吹打成匀浆,最大涡旋力 15 s,冰上放置 10 min。④每管加入 CERII 5.5 μL,最大涡旋力 5 s,冰上放置 1 min,最大涡旋力 5 s。⑤16000 r/min 离心 5 min,将上清转移至新 1.5 mL 离心管,此上清即胞质蛋白。⑥每管加入 50 μL NER (NERI 与 PMSF 的体积比为 10:1),吹打成悬液,最大涡旋力 15 s,冰上放置 40 min,每 10 min 最大涡旋力 15 s。⑦16000 r/min 离心 10 min,将上清液转移至新 1.5 mL 离心管,此上清即核蛋白。⑧蛋白冻存于 -80 ℃ 冰箱备用。

#### 2. 蛋白定量

根据 BCA 蛋白浓度测定试剂盒说明书操作。

## 3. Western Blot 实验

Western Blot 实验步骤参考科学出版社 2008 年出版的《精编分子生物学实验指南》，其中 SDS-PAGE 凝胶配方如表 3-12 所示。

表 3-12 SDS-PAGE 凝胶配方

| 配方 | 分离胶 10% | 浓缩胶 5% |
|---|---|---|
| ddH$_2$O/mL | 2.7 | 2.7 |
| 30% Acr/Bis/mL | 3.3 | 0.67 |
| 1.5 mol/L Tris-HCl/mL | 3.8 | — |
| 0.5 mol/L Tris-HCl/mL | — | 0.5 |
| 10% SDS/mL | 0.1 | 0.04 |
| 10% AP /mL | 0.1 | 0.04 |
| TEMED/mL | 0.004 | 0.004 |
| Total colume /mL | 10 | 4 |

## （四）微量热泳动（MST）实验

### 1. 制备带标记的结合物

按照荧光标记试剂盒说明书对 N16 蛋白进行荧光标记，理想状态下，荧光标记物与蛋白质之间的比值为 1∶1 或更低。将未结合的荧光标记物完全从标记混合物中移除。蛋白质的浓度应低于或接近预期的 $Kd$ 值，且当使用 NT.115 测定时，荧光计数值应在 100~1500 之间（一般相当于 1~200 nmol/L）。

### 2. 制备无标记的结合物

围绕预期的 $Kd$ 值，制备 16 种不同浓度的滴定组。这些浓度最高为预期 $Kd$ 值的 20 倍，最低为预期 $Kd$ 值的 2%。按照 2 倍浓度制备样品，因为混合容积比为 1∶1，会将浓度降低一半。如预期 N16 蛋白与 RANK 的解离系数为 50 nmol/L，则梯度稀释由 1000 nmol/L 至 0.025 nmol/L RANK，再进行以下操作：①通过将化合物 RANK 稀释到 2 μmol/L 的分析用缓冲液（试管 1）中，制备梯度稀释中最高浓度的稀释液。②对化合物进行连续梯度稀释前，调节分析用缓冲液的组成，以得到首次稀释时的相同成分。③在 15 个试管中分别加入 15 μL 调节好的实验用缓冲液，然后使用清洁的移液器吸头，将 15 μL 缓冲液从试管 1（操作①中得到的 2 μmol/L 的化合物 RANK 溶液）移至试管 2，并通过吹打溶液使之混合均匀。④使用清洁的移液器吸头，将 15 μL 缓冲液从试管 2 移至试管 3，并混合均匀。继续执行此连续梯度稀释操作，直至试管 16。⑤分别从 1~16 号试管中取出 10 μL 溶液并移至新反应管中，然后将 10 μL 的荧光标记的样品（如 100 nmol/L）添加到试管中。⑥通过多次吹打溶液，将反应液混合均匀。

### 3. 结合反应

未标记结合配体连续梯度稀释液制备好后，从每一步得到的稀释液中取 10 μL 加入 16 根未使用的微量试管中，10 μL 两倍浓度的已标记结合配体溶液的储备液也分别加入这 16 根反应管中，通过吹打溶液达到混匀的效果。在黑暗中对样品进行孵育。不同分子所选用的孵育时间和温度也不相同，通过预实验，确定孵育时间和温度。对于大部分情况，在室温下孵育 5 min 即已足够。将组合反应液移至 Monolith NT 毛细管中。达到孵育时间后，分别从 16 根试管中取出样品，并吸入 Monolith NT 毛细管中。上样，调节参数。

【实验结果】

（一）N16 蛋白作用于 RAW 264.7 细胞分化的早期

N16 蛋白能显著抑制 RAW 264.7 细胞向破骨细胞分化，同时能抑制其破骨功能，但是 N16 蛋白主要作用于破骨生成的哪一个阶段尚不清楚。为此，我们采用在 RAW 264.7 分化不同阶段给予 N16 蛋白处理的方法，通过 TRAP 活性、TRAP 染色和骨板吸收 3 个指标进行评价。如图 3-16 所示，RAW 264.7 细胞在给予 RANKL 刺激后的 0～4 天加入 0.6 μmol/L N16 蛋白，培养 4 天后检测各组 TRAP 活性；如图 3-17 所示，RAW 264.7 细胞在给予 RANKL 刺激后的 0～4 天加入 0.6 μmol/L N16 蛋白，N16 蛋白处理时间共计 4 天，4 天后更换为无 N16 蛋白的完全培养基，全部组别培养 8 天后进行 TRAP 染色和骨板吸收实验。

从 TRAP 活性和骨板吸收这两个主要反映破骨功能的实验结果看，同时加入 RANKL 和 N16 蛋白（即一开始加入 N16 蛋白），N16 蛋白能显著抑制 TRAP 活性和骨板吸收面积，抑制率达 50%；而在 RANKL 刺激 1～4 天后加入 N16 蛋白，其抑制 RAW 264.7 细胞的破骨功能的作用不显著，提示 N16 蛋白并不能直接抑制破骨功能，而可能作用于 RAW 264.7 细胞分化的前期。

TRAP 染色实验结果如图 3-18 所示，与 TRAP 活性和骨板吸收实验的结果一致。同时加入 RANKL 和 N16 蛋白（即一开始加入 N16 蛋白），N16 蛋白显著抑制破骨细胞的分化成熟，抑制率达 80%。而在 RANKL 刺激刺激 1～4 天后加入 N16 蛋白，其抑制 RAW 264.7 细胞的分化的作用不显著，但是与 RANKL 组相比，N16 蛋白组的 TRAP（+）细胞形态更小，提示 0.6 μmol/L N16 蛋白不能完全阻断 RANKL 诱导的细胞分化，但是会影响分化程度。

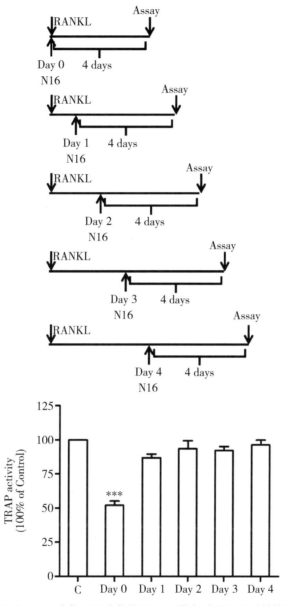

图3-16 RAW 264.7分化不同阶段给予N16蛋白对TRAP活性的影响（$n=5$）

注：与正常组比较，*** $P<0.001$。

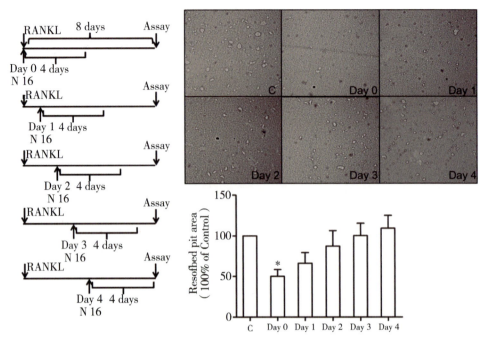

图 3-17　RAW 264.7 分化不同阶段给予 N16 蛋白对骨板吸收的影响（$n=5$）

注：与正常组比较，$^*P<0.05$。

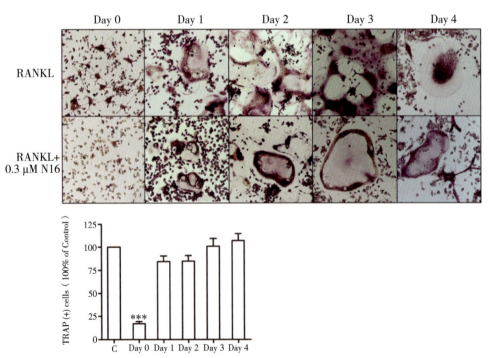

图 3-18　RAW 264.7 分化不同阶段给予 N16 蛋白对 TRAP 染色的影响（$n=5$）

注：与正常组比较，$^{***}P<0.001$。

## （二）N16 蛋白结合 RANK

在 RANKL 诱导 RAW 264.7 细胞分化的模型中，RANKL – RANK 通路是其最重要的信号通路。N16 蛋白主要作用于 RAW 264.7 细胞分化的前期，细胞分化的前期主要是信号转导阶段。作为一个大分子，N16 蛋白很有可能直接与表面受体 RANK 或配体 RANKL 结合，从而对其信号转导产生影响。

微量热泳动通过测量分子在微观温度梯度下的运动变化，监测分子水化层、电荷或大小的变化。使用该技术，可快速监测从离子或片段结合到大型复合物（脂质体和核糖核酸）在内的多种生物分子之间的相互作用。

本节实验保持已标记的 N16 蛋白浓度恒定，对 RANK 浓度进行了梯度稀释。通过绘制 Fnorm 和 RANK 浓度曲线图，得出了结合曲线，如图 3 – 19（A）所示，通

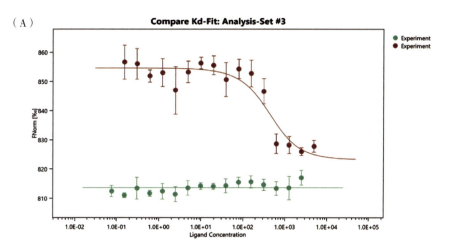

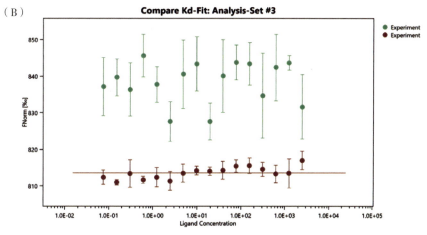

图 3 – 19　微量热泳动（$n=5$）

注：（A）N16 – RANK（红线），N16 – PBS（绿线）；（B）RANKL – N16（绿点），RANKL – PBS（红线）。

过该曲线可导出解离常数 $Kd$，软件计算得出 N16 蛋白与 RANK 的 $Kd$ 为 $(313\pm98)$ nmol/L。阴性对照组中采用了 PBS。对照组中，未见标准化荧光信号随 RANK 浓度增加而变化。本节实验进而对 RANKL 蛋白进行标记，并保持其浓度恒定，对 N16 蛋白进行梯度稀释，如图 3-19（B）所示，与 PBS 对照组相似，标准化荧光信号未随 N16 蛋白浓度增加而变化。结果提示，N16 蛋白能与 RANK 蛋白结合，与 RANKL 没有结合。

（三）N16 蛋白具有诱导 RAW 264.7 细胞分化的作用

在传统的 RANKL-RANK 信号通路中，RANKL 与 RANK 结合后，激活下游信号通路，启动破骨细胞特异性基因（如 Cathepsin K 和 TRAP）的转录，这些下游基因促进破骨细胞的分化成熟。而微量热泳动实验提示 N16 蛋白能与 RAW 264.7 细胞的表面受体 RANK 结合，提示 N16 蛋白可能具有与 RANKL 相似的诱导 RAW 264.7 细胞分化的作用。为了验证此猜想，我们进行了骨板吸收和 TRAP 染色实验，并检测了 Cathepsin K 和 TRAP 的 mRNA 表达。从图 3-20（A）可以看出，只加入 N16 蛋白的骨板孔出现了被侵蚀过的白色区域，提示出现了成熟的具有破骨功能的破骨细胞，而 RANKL 组侵蚀区域更大；TRAP 染色实验进一步证实了骨板吸收的结果如图 3-20（B）所示，N16 蛋白组出现了 TRAP（+）细胞，而 RANKL 组的 TRAP（+）细胞数量更多、体积更大更明显。RT-qPCR 法检测破骨细胞特异性基因 Cathepsin K 和 TRAP mRNA 表达的结果显示，RANKL 和 N16 蛋白都能显著提高 Cathepsin K 和 TRAP mRNA 的表达。这些结果提示 N16 蛋白具有诱导 RAW 264.7 细胞分化的作用。

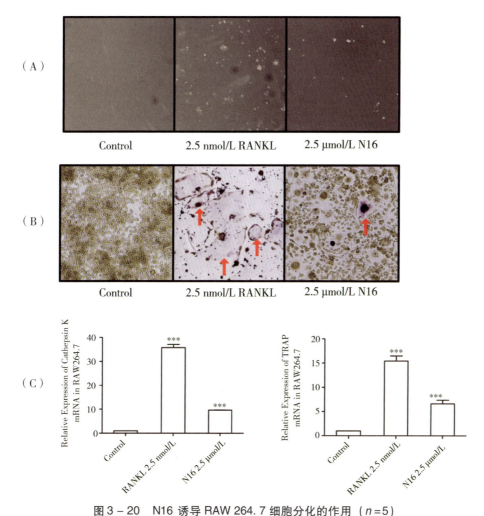

图 3-20 N16 诱导 RAW 264.7 细胞分化的作用 ($n=5$)

注:(A)骨板吸收实验;(B)TRAP 染色实验;(C)Cathepsin K 和 TRAP mRNA 表达;与正常组比,*** $P<0.001$。

### (四) N16 蛋白诱导 RAW 264.7 细胞分化的能力远弱于 RANKL

N16 蛋白具有与 RANKL 相似的诱导 RAW 264.7 细胞向破骨细胞分化的能力,但 N16 蛋白对 RAW 264.7 细胞的诱导能力远弱于 RANKL,为了进一步定量比较两者的诱导能力,我们进行了 TRAP 活性检测和骨板吸收实验。

RANKL 用于诱导 RAW 264.7 细胞分化的常用剂量为 2.5 nmol/L,而 N16 蛋白抑制破骨细胞分化及功能的起效剂量为 0.04 μmol/L,故本实验 RANKL 的剂量设计为 0.25~25 nmol/L,而 N16 蛋白的剂量为 0.025~2.5 μmol/L。如图 3-21 (A) 所示,2.5 nmol/L RANKL 能显著增加 RAW 264.7 细胞的 TRAP 活性和骨板吸收面积,该促进效果有量效关系;而 N16 蛋白在此实验未显示显著提高 TRAP 活性的能力。骨板吸收实验结果与 TRAP 活性实验结果基本一致,2.5 nmol/L RANKL 能显著提高 RAW 264.7 细胞的骨板侵蚀能力,2.5 μmol/L N16 蛋白对 RAW 264.7 细胞的骨板侵蚀能力也有显著提高作用,但是 N16 蛋白的剂量为 RANKL 的 100 倍(分别为 2.5 μmol/L 和 0.025 μmol/L),其诱导分化能力所致的骨板侵蚀面积仅为 RANKL 的 1/4,提示 N16 蛋白诱导 RAW 264.7 细胞分化的能力远弱于 RANKL。

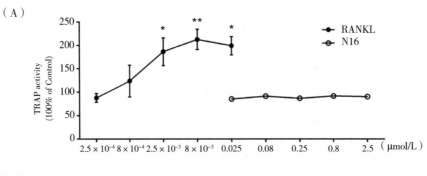

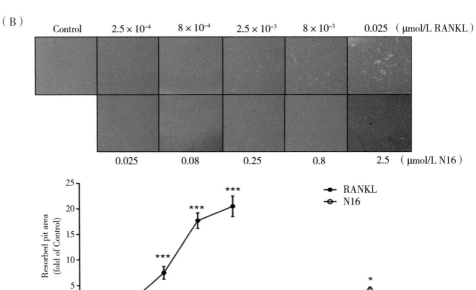

图 3-21 RANKL 和 N16 对 RAW 264.7 细胞的诱导能力的比较（$n=5$）

注:(A) TRAP 活性;(B) 骨板吸收;与正常组比,* $P<0.05$,** $P<0.01$,*** $P<0.001$。

## （五）N16 蛋白抑制 RANK 的表达

RANK 是 RANKL 的受体，RANK – RANKL 互相作用后产生的信号是破骨细胞的分化和激活的先决条件。实验结果表明，N16 蛋白可与膜受体 RANK 结合，有一定的诱导 RAW 264.7 细胞分化的能力，也表明 N16 蛋白能显著抑制 RANKL 诱导的 RAW 264.7 细胞的分化。N16 蛋白在结合膜受体 RANK 的同时抑制其表达，最终表现为抑制破骨细胞的分化。

如图 3 – 22（A）所示，N16 蛋白显著抑制 RANK 的 mRNA 表达，该抑制效果

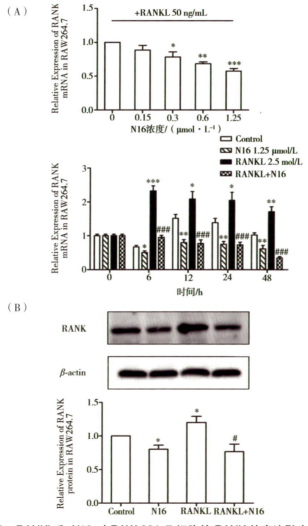

图 3 – 22　RANKL 和 N16 对 RAW 264.7 细胞的 RANK 的表达影响（$n=5$）

注：(A) RANK 的 mRNA 表达；(B) RANK 的蛋白表达；与正常组比，$^*P<0.05$，$^{**}P<0.01$，$^{***}P<0.001$；与 RANKL 组比，$^{\#}P<0.05$，$^{\#\#\#}p<0.001$。

有剂量依赖效应。之后，我们设计了 4 个分组，分别为正常对照组、N16 蛋白组、RANKL 组和"N16 蛋白 + RANKL"组，结果显示，单独加入 RANKL 能显著提高 RANK 的 mRNA 表达；与之相反，单独加入 N16 蛋白显著抑制 RANK 的表达，与 RANKL 组相比，N16 蛋白抑制 RANK 表达的效果也是显著的，从结果也可以看出 RANKL 和 N16 蛋白的作用没有明显时效关系，6 h 即表现出显著的效果。与 qPCR 结果相似，RANKL 显著提高 RANK 的蛋白表达，如图 3 - 9（B）所示，N16 蛋白则显著抑制 RANK 的蛋白表达。这些结果提示 RANKL 能提高 RANK 的表达，最终促进 RAW 264.7 细胞分化；而 N16 蛋白虽然能与 RANK 结合，有一定的诱导 RAW 264.7 细胞分化的能力，但同时显著抑制 RANK 的表达，最终表现为抑制破骨细胞的分化。

### （六）N16 蛋白抑制转录因子 MITF 和 PU.1 的表达

MITF 和 PU.1 是破骨细胞分化中两个重要的转录因子。有研究表明，缺失 PU.1 和 MITF 的动物由于缺乏分化成熟的破骨细胞会得骨硬化病[62]。Ishii 等[63]直接证明了 MITF 和 PU.1 共同反式激活 RANK 基因。前面实验已经表明 N16 显著抑制 RANK 的表达，我们进一步考察了 N16 蛋白对于 MITF 和 PU.1 表达的影响。如图3 - 23所示，无论是单独加入 N16 蛋白，还是在加入 RANKL 的基础上再加入 N16 蛋白，MITF 的 mRNA 表达都显著降低（6 h 和 12 h）；虽然单独加入 N16 蛋白不能显著抑制 PU.1 的表达，但是与 RANKL 组相比，"RANKL + N16 蛋白"组的 PU.1 表达显著降低。

如图 3 - 24 所示，单独加入 RANKL，胞质 MITF 蛋白和 PU.1 蛋白量显著提高，核 MITF 蛋白和核 PU.1 蛋白量变化不显著；单独加入 N16 蛋白，胞质的 MITF 蛋白、核内和胞质 PU.1 蛋白量显著降低；在加入 RANKL 的基础上加入 N16 蛋白，胞质 MITF 蛋白和 PU.1 蛋白量都显著降低。这些结果提示 N16 蛋白能抑制转录因子 MITF 和 PU.1 的表达。

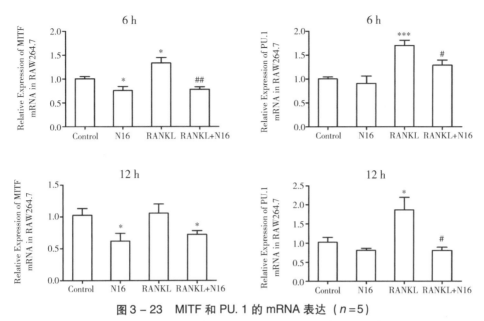

图3-23 MITF 和 PU.1 的 mRNA 表达（$n=5$）

注：与正常组比，$^*P<0.05$，$^{***}P<0.001$；与 RANKL 组比，$^\#P<0.05$，$^{\#\#}P<0.01$。

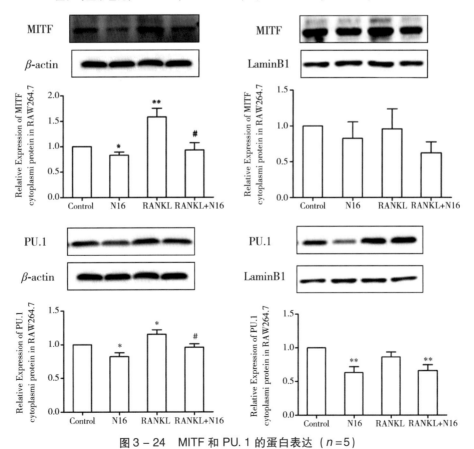

图3-24 MITF 和 PU.1 的蛋白表达（$n=5$）

注：与正常组比，$^*p<0.05$，$^{**}P<0.01$；与 RANKL 组比，$^\#P<0.05$，$^\#P<0.01$。

## （七）小结

在小鼠骨髓来源巨噬细胞和RAW 264.7细胞上进行的药理实验结果表明，N16蛋白可显著抑制破骨细胞的分化，同时能抑制其破骨功能，但是N16蛋白主要作用于破骨生成的哪一个阶段尚不清楚，理论上存在两种可能性：①N16蛋白不仅作用于破骨细胞的分化前期，同时也作用于破骨功能行使期；②N16蛋白通过抑制破骨细胞的分化抑制其破骨功能，但不单独作用于破骨功能行使期。为此，我们采用在RAW 264.7分化不同阶段给予N16蛋白处理的方法，以TRAP活性、TRAP染色和骨板吸收为检测指标，考察N16蛋白抑制RAW 264.7细胞分化的作用阶段，实验结果表明N16蛋白主要作用于RAW 264.7细胞分化的前期。

RANK是破骨及其前体细胞表面表达的重要受体。RANKL通过与RANK的结合，激活下游信号通路，促进破骨细胞的分化。实验结果显示，N16蛋白能与RAW 264.7细胞上的表面受体RANK结合，并且具有微弱的与RANKL相似的诱导破骨细胞分化的活性。实验结果进一步表明N16诱导破骨细胞分化的能力其实远低于RANKL，且与RANKL相反，N16蛋白有抑制RANK的表达的作用，这种作用是通过抑制转录因子MITF和PU.1的表达而成的。综合以上结果，我们提出N16蛋白抑制由RANKL诱导的RAW 264.7细胞分化的一种可能的机制：N16蛋白的作用靶点是破骨细胞表面受体RANK，N16蛋白与RANK的结合产生了不同的效应，N16蛋白可以激活下游促进细胞分化的通路，但同时它也能抑制RANK的表达，而抑制RANK表达的影响可能大于其激活分化通路的作用，而使N16蛋白的作用最终表现为抑制破骨细胞的分化。

## 第五节 本章总结

N16蛋白来源于珍珠母蛋白，研究认为N16蛋白能够促进珍珠母层碳酸钙结晶的形成。本团队前期药理学研究表明，在动物模型上，N16蛋白能显著提高地塞米松致骨质疏松的雌性大鼠的骨密度；在细胞水平上，N16蛋白有促进骨生成和抑制骨吸收的作用。但是，N16蛋白抗骨质疏松的作用机制和靶点尚不完全清楚。本研究采用泼尼松龙致骨质疏松的斑马鱼模型，评价了N16蛋白的抗骨质疏松活性，并采用转录组测序的方法探讨N16蛋白对成骨和破骨相关特征性因子表达水平的影响。结果表明，N16蛋白能提高骨质疏松斑马鱼的骨密度、促进成骨相关特征性因子表达水平并降低破骨相关特征性因子表达水平。

RANKL/OPG 的比例是反映破骨分化水平的一个重要指标。本章研究通过 RT-qPCR 和 Western Blot 法检测 RANKL/OPG 的表达水平，结果提示 N16 蛋白可通过影响成骨细胞表达的 RANKL/OPG 的比例间接调控破骨细胞的分化成熟，从而抑制骨吸收。此外，本章研究还表明，N16 蛋白抑制膜受体 PTHR 表达和第二信使 cAMP 的分泌，提示 N16 蛋白通过作用于 PTHrP – cAMP 这条信号通路影响 RANKL/OPG 的比例。

本章研究进一步采用前体破骨细胞 RAW 264.7 细胞模型，以破骨细胞 RANKL/RANK 信号通路激活和转导为切入点，探讨了 N16 蛋白对破骨细胞分化过程的影响，考察了 N16 蛋白与破骨细胞表面受体 RANK 的相互作用，采用 RT-qPCR 和 Western Blot 法研究了 N16 蛋白对 RANK 的表达的影响。结果表明，N16 蛋白既能抑制由 RANKL 诱导的前体破骨细胞 RAW 264.7 分化，又能以弱内在活性与破骨细胞 RANK 结合，抑制破骨细胞 RANK 的表达。

# 参 考 文 献

[1] COOPER C, MELTON Ⅲ L J. Epidemiology of osteoporosis [J]. Trends in endocrinology & metabolism, 1992, 3 (6): 224-229.

[2] EISMAN J A. Genetics of osteoporosis [J]. Endocrine reviews, 1999, 20 (6): 788-804.

[3] MANOLAGAS S C. Birth and death of bone cells: basic regulatory mechanisms and implications for the pathogenesis and treatment of osteoporosis [J]. Endocrine reviews, 2000, 21 (2): 115-137.

[4] KONG Y Y, YOSHIDA H, SAROSI I, et al. OPGL is a key regulator of osteoclastogenesis, lymphocyte development and lymph-node organogenesis [J]. Nature, 1999, 397 (6717): 315.

[5] HOFBAUER L C, GORI F, RIGGS B L, et al. Stimulation of osteoprotegerin ligand and inhibition of osteoprotegerin production by glucocorticoids in human osteoblastic lineage cells: potential paracrine mechanisms of glucocorticoid-induced osteoporosis [J]. Endocrinology, 1999, 140 (10): 4382-4389.

[6] HOFBAUER L C, KHOSLA S, DUNSTAN C R, et al. Estrogen stimulates gene expression and protein production of osteoprotegerin in human osteoblastic cells [J]. Endocrinology, 1999, 140 (9): 4367-4370.

[7] HOFBAUER L, LACEY D, DUNSTAN C, et al. Interleukin-1$\beta$ and tumor necrosis factor-$\alpha$, but not interleukin-6, stimulate osteoprotegerin ligand gene expression in human osteoblastic cells [J]. Bone, 1999, 25 (3): 255-259.

[8] KONG Y Y, FEIGE U, SAROSI I, et al. Activated T cells regulate bone loss and joint destruction in adjuvant arthritis through osteoprotegerin ligand [J]. Nature, 1999, 402 (6759): 304.

[9] TENG Y T A, NGUYEN H, GAO X, et al. Functional human T-cell immunity and osteoprotegerin ligand control alveolar bone destruction in periodontal infection [J]. J Clin Invest, 2000, 106 (6): R59-R67.

[10] MORONY S, CAPPARELLI C, SAROSI I, et al. Osteoprotegerin inhibits osteolysis and decreases skeletal tumor burden in syngeneic and nude mouse models of experimental bone metastasis [J]. Cancer research, 2001, 61 (11): 4432-4436.

[11] VÄÄNÄNEN H K, LAITALA LEINONEN T. Osteoclast lineage and function [J]. Archives of biochemistry and biophysics, 2008, 473 (2): 132–138.

[12] BRÖMME D, LECAILLE F. Cathepsin K inhibitors for osteoporosis and potential off-target effects [J]. Expert opinion on investigational drugs, 2009, 18 (5): 585–600.

[13] GELB B D, SHI G P, CHAPMAN H A, et al. Pycnodysostosis, a lysosomal disease caused by Cathepsin K deficiency [J]. Science, 1996, 273 (5279): 1236–1238.

[14] RACHNER T D, KHOSLA S, HOFBAUER L C. Osteoporosis: now and the future [J]. The Lancet, 2011, 377 (9773): 1276–1287.

[15] JILKA R L, WEINSTEIN R S, BELLIDO T, et al. Increased bone formation by prevention of osteoblast apoptosis with parathyroid hormone [J]. J Clin Invest, 1999, 104 (4): 439–446.

[16] BROWN E M, GAMBA G, RICCARDI D, et al. Cloning and characterization of an extracellular $Ca^{2+}$-sensing receptor from bovine parathyroid [J]. Nature, 1993, 366 (6455): 575.

[17] STEDDON S J, CUNNINGHAM J. Calcimimetics and calcilytics-fooling the calcium receptor [J]. The Lancet, 2005, 365 (9478): 2237–2239.

[18] NUSSE R, FUERER C, CHING W, et al. Wnt signaling and stem cell control. Cold Spring Harbor symposia on quantitative biology [M]. New York: Cold Spring Harbor Laboratory Press, 2008: 1.

[19] LOGAN C Y, NUSSE R. The Wnt signaling pathway in development and disease [J]. Annu Rev Cell Dev Biol, 2004, 20: 781–810.

[20] REY J P, ELLIES D L. Wnt modulators in the biotech pipeline [J]. Developmental dynamics, 2010, 239 (1): 102–114.

[21] BARON R, RAWADI G. Targeting the Wnt/$\beta$-catenin pathway to regulate bone formation in the adult skeleton [J]. Endocrinology, 2007, 148 (6): 2635–2643.

[22] NOBLE B S. The osteocyte lineage [J]. Archives of biochemistry and biophysics, 2008, 473 (2): 106–111.

[23] VAN BEZOOIJEN R L, TEN DIJKE P, PAPAPOULOS S E, et al. SOST/sclerostin, an osteocyte-derived negative regulator of bone formation [J]. Cytokine & growth factor reviews, 2005, 16 (3): 319–327.

[24] MARTIN R. Toward a unifying theory of bone remodeling [J]. Bone, 2000, 26 (1): 1–6.

[25] ROBLING A G, NIZIOLEK P J, BALDRIDGE L A, et al. Mechanical stimulation

of bone in vivo reduces osteocyte expression of Sost/sclerostin [J]. Journal of biological chemistry, 2008, 283 (9): 5866 – 5875.

[26] SAMATA T, HAYASHI N, KONO M, et al. A new matrix protein family related to the nacreous layer formation of *Pinctada* fucata [J]. FEBS letters, 1999, 462 (1/2): 225 – 229.

[27] WANG N, KINOSHITA S, RIHO C, et al. Quantitative expression analysis of nacreous shell matrix protein genes in the process of pearl biogenesis [J]. Comparative biochemistry and physiology Part B: biochemistry and molecular biology, 2009, 154 (3): 346 – 350.

[28] KIM I W, DIMASI E, EVANS J S. Identification of mineral modulation sequences within the nacre-associated oyster shell protein, n16 [J]. Crystal growth & design, 2004, 4 (6): 1113 – 1118.

[29] METZLER R A, EVANS J S, KILLIAN C E, et al. Nacre protein fragment templates lamellar aragonite growth [J]. J Am Chem Soc, 2010, 132 (18): 6329 – 6334.

[30] MA J Y, WONG K L, XU Z Y, et al. N16, a nacreous protein, inhibits osteoclast differentiation and enhances osteogenesis [J]. Journal of natural products, 2016, 79 (1): 204 – 212.

[31] XU Z Y, LIU Y L, LIN J B, et al. Preparative expression and purification of a nacreous protein N16 and testing its effect on osteoporosis rat model [J]. International journal of biological macromolecules, 2018 (111): 440 – 445.

[32] KARI G, RODECK U, DICKER A. Zebrafish: an emerging model system for human disease and drug discovery [J]. Clinical Pharmacology & Therapeutics, 2007, 82 (1): 70 – 80.

[33] PENBERTHY W T, SHAFIZADEH E, LIN S. The zebrafish as a model for human disease [J]. Front Biosci, 2002, 7 (1/3): D1439 – D1453.

[34] BARBAZUK W B, KORF I, KADAVI C, et al. The syntenic relationship of the zebrafish and human genomes [J]. Genome research, 2000, 10 (9): 1351 – 1358.

[35] BARRETT R, CHAPPELL C, QUICK M, et al. A rapid, high content, in vivo model of glucocorticoid-induced osteoporosis [J]. Biotechnol J, 2006, 1 (6): 651 – 655.

[36] DU S J, FRENKEL V, KINDSCHI G, et al. Visualizing normal and defective bone development in zebrafish embryos using the fluorescent chromophore calcein [J]. Developmental biology, 2001, 238 (2): 239 – 246.

[37] LANGMEAD B, SALZBERG S L. Fast gapped-read alignment with bowtie 2 [J].

Nature methods, 2012, 9 (4): 357.

[38] LI B, DEWEY C N. RSEM: accurate transcript quantification from RNA-Seq data with or without a reference genome [J]. BMC bioinformatics, 2011, 12 (1): 323.

[39] WANG L, FENG Z, WANG X, et al. DEGseq: an R package for identifying differentially expressed genes from RNA-seq data [J]. Bioinformatics, 2009, 26 (1): 136–138.

[40] BENJAMINI Y, HOCHBERG Y. Controlling the false discovery rate: a practical and powerful approach to multiple testing [J]. Journal of the royal statistical society series B (methodological), 1995: 289–300.

[41] STOREY J D, TIBSHIRANI R. Statistical significance for genomewide studies [J]. Proceedings of the national academy of sciences, 2003, 100 (16): 9440–9445.

[42] BIRK D. Type V collagen: heterotypic type I/V collagen interactions in the regulation of fibril assembly [J]. Micron, 2001, 32 (3): 223–237.

[43] FICHARD A, TILLET E, DELACOUX F, et al. Human recombinant α1 (V) collagen chain homotrimeric assembly and subsequent processing [J]. Journal of biological chemistry, 1997, 272 (48): 30083–30087.

[44] NAKAGAWA N, KINOSAKI M, YAMAGUCHI K, et al. RANK is the essential signaling receptor for osteoclast differentiation factor in osteoclastogenesis [J]. Biochemical and biophysical research communications, 1998, 253 (2): 395–400.

[45] GINGERY A, BRADLEY E W, PEDERSON L, et al. TGF–β coordinately activates TAK1/MEK/AKT/NFkB and SMAD pathways to promote osteoclast survival [J]. Exp Cell Res, 2008, 314 (15): 2725–2738.

[46] ZHAO C, SUN W, ZHANG P, et al. miR-214 promotes osteoclastogenesis by targeting Pten/PI3k/Akt pathway [J]. RNA biology, 2015, 12 (3): 343–353.

[47] 狄升蒙, 田宗成, 高翔, 等. 破骨细胞研究进展 [J]. 细胞生物学杂志, 2009 (6): 792–798.

[48] MARIE P, HALBOUT P. OPG/RANKL: role and therapeutic target in osteoporosis [J]. Medecine sciences: M/S, 2008, 24 (1): 105–110.

[49] MOK S K, CHEN W F, LAI W P, et al. Icariin protects against bone loss induced by oestrogen deficiency and activates oestrogen receptor–dependent osteoblastic functions in UMR–106 cells [J]. British journal of pharmacology, 2010, 159 (4): 939–949.

[50] MA Y L, CAIN R L, HALLADAY D L, et al. Catabolic effects of continuous human PTH (1–38) in vivo is associated with sustained stimulation of RANKL and inhibition of osteoprotegerin and gene-associated bone formation [J]. Endocrinolo-

gy, 2001, 142 (9): 4047-4054.

[51] NISSENSON R. Receptors for parathyroid hormone and parathyroid hormone related protein [M]. San Diego: The Parathyroids Basic and Clinical Concepts Academic Press, 2001: 93-103.

[52] JÜPPNER H, ABOU SAMRA A B, UNENO S, et al. The parathyroid hormone-like peptide associated with humoral hypercalcemia of malignancy and parathyroid hormone bind to the same receptor on the plasma membrane of ROS 17/2.8 cells [J]. Journal of biological chemistry, 1988, 263 (18): 8557-8560.

[53] FUKAYAMA S, SCHIPANI E, JÜPPNER H, et al. Role of protein kinase-A in homologous down-regulation of parathyroid hormone (PTH)/PTH-related peptide receptor messenger ribonucleic acid in human osteoblast-like SaOS-2 cells [J]. Endocrinology, 1994, 134 (4): 1851-1858.

[54] DUNLAY R, HRUSKA K. PTH receptor coupling to phospholipase C is an alternate pathway of signal transduction in bone and kidney [J]. American journal of physiology-renal physiology, 1990, 258 (2): F223-F231.

[55] CIVITELLI R, FUJIMORI A, BERNIER S, et al. Heterogeneous intracellular free calcium responses to parathyroid hormone correlate with morphology and receptor distribution in osteogenic sarcoma cells [J]. Endocrinology, 1992, 130 (4): 2392-2400.

[56] BALLANTI P, MINISOLA S, PACITTI M, et al. Tartrate-resistant acid phosphate activity as osteoclastic marker: sensitivity of cytochemical assessment and serum assay in comparison with standardized osteoclast histomorphometry [J]. Osteoporosis international, 1997, 7 (1): 39-43.

[57] HSU H, LACEY D L, DUNSTAN C R, et al. Tumor necrosis factor receptor family member RANK mediates osteoclast differentiation and activation induced by osteoprotegerin ligand [J]. Proceedings of the national academy of sciences, 1999, 96 (7): 3540-3545.

[58] BOYLE W J, SIMONET W S, LACEY D L. Osteoclast differentiation and activation [J]. Nature, 2003, 423 (6937): 337.

[59] LI J, SAROSI I, YAN X Q, et al. RANK is the intrinsic hematopoietic cell surface receptor that controls osteoclastogenesis and regulation of bone mass and calcium metabolism [J]. Proceedings of the national academy of sciences, 2000, 97 (4): 1566-1571.

[60] DOUGALL W C, GLACCUM M, CHARRIER K, et al. RANK is essential for osteoclast and lymph node development [J]. Genes & development, 1999, 13 (18): 2412-2424.

[61] WEI Z F, TONG B, XIA Y F, et al. Norisoboldine suppresses osteoclast differentiation through preventing the accumulation of TRAF6 – TAK1 complexes and activation of MAPKs/NF-κB/c-Fos/NFATc1 Pathways [J]. PLoS One, 2013, 8 (3): e59171.

[62] BOYCE B F, HUGHES D E, WRIGHT K R, et al. Recent advances in bone biology provide insight into the pathogenesis of bone diseases [J]. Laboratory investigation; a journal of technical methods and pathology, 1999, 79 (2): 83 – 94.

[63] ISHII J, KITAZAWA R, MORI K, et al. Lipopolysaccharide suppresses RANK gene expression in macrophages by down-regulating PU.1 and MITF [J]. J Cell Biochem, 2008, 105 (3): 896 – 904.